명의 하정훈 교수의

'갑상선암 두려움 없이 맞서기'

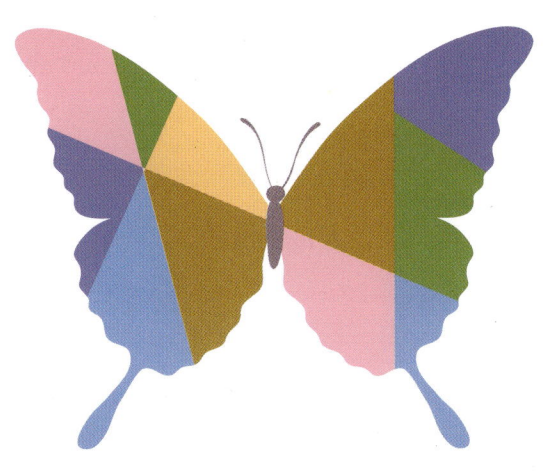

하 정 훈

서울대학교병원 갑상선/구강/두경부암센터
이비인후과 교수

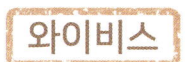

저자 소개

저자는 서울대학교병원 갑상선/구강/두경부암센터에서 암 환자들을 진료하고 수술하는 이비인후과 의사다. 세부 전공은 이비인후과의 한 분야인 갑상선-두경부외과로, 갑상선, 구강, 인두, 후두, 침샘과 그 외 목(경부)에 발생하는 다양한 종류의 질환과 종양(양성종양과 암)을 치료하고 수술하는 전문가다. 암 수술을 담당한 외과의임에도 환자 맞춤 치료를 위해 방사선치료나 항암화학요법 같은 비수술적 치료에도 관심이 많다.

서울대학교 의과대학 및 동 대학원 석사, 박사를 졸업, 서울대학교병원 이비인후과에서 전공의 과정을 수료했으며, 세계 최고의 암병원인 미국 엠디앤더슨 암센터에서 두경부암을 연구했다. 2003년부터 갑상선-두경부외과를 세부 전공으로 서울대학교병원 임상강사, 임상교수를 거쳐 현재 서울대학교 의과대학 부교수로 재직 중이다.

구강암, 후두암, 인두암 같은 두경부암의 고난이도 수술과 재건수술을 잘 하는 것으로 알려져, EBS TV '명의' 프로그램에 출연했다. 두경부암 수술의 풍부한 경험을 바탕으로 전이성 및 침습성 갑상선암 수술을 주로 하고 있고, 관련 연구와 강의도 많이 하였다. 특히 작은 크기의 갑상선암은 환자가 수술 여부 및 수술 범위를 선택할 수 있게 해 주고, 갑상선 반절제 수술을 깔끔하게 잘 하는 것으로 환자들 사이에 많이 알려져 있다. 부족한 진료 시간에 다하지 못한 갑상선암의 진단과 수술에 관한 자세한 설명을 이 책에 담았다.

명의 하정훈 교수의
'갑상선암 두려움 없이 맞서기'

인 쇄	초판 2쇄 2019. 09
발 행 처	(주)와이비스
인 쇄 처	현문인쇄
신고번호	제12-11-07호
I S B N	979-11-951786-5-0
발 행 인	박성수
저 자	하정훈
문 의	URL: www.headandneck.co.kr (저자)
	TEL: 050-5377-7077 (출판사)

저작권 공지

본 서적의 모든 저작권은 저자와 (주)와이비스에 있습니다. 저작권자와의 사전협의 없이 본 책의 일부 또는 전부를 복사하는 행위는 대한민국 저작권법에 의해 엄격히 금지되어있으며 이를 위반 시에는 법적인 처벌이 따릅니다.

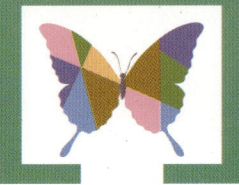

갑상선암, 너무 겁낼 필요 없다.
그렇다고 무시하지는 말자!

　우리나라 사람들이 가장 많이 다니는 병원 진료과 중 하나가 이비인후과다. 그런데 이비인후과 의사가 수술을, 그것도 암 수술을 한다고 하면 다들 생소해 한다. 게다가 갑상선암 수술을 한다고 하면 저자의 친구들조차 무슨 소린가 한다.
　우리나라에서는 1년에 20만 명이 넘는 암환자가 새롭게 발생한다. 암이라는 게 우리 몸 어디에나 생길 수 있어서, 이비인후과에서 다루는 부위인 귀, 코, 얼굴, 목에도 암이 생길 수 있다. 모두 묶어서 두경부암이라고 하는데, 구강암, 후두암, 인두암, 침샘암 등이 여기에 속한다. 물론 매우 드물게 생겨서 우리나라에서는 1년에 4500명 정도의 새로운 환자가 발생한다. 이런 두경부암을 진단하는 것은 이비인후과 의사의 역할이다. 두경부암의 치료는 매우 복잡하여 다양한 분야의 의사가 관여하지만, 수술적 치료와 장기적인 추적 관찰 등 치료의 주도적 역할은 이비인후과 의사가 담당한다. 그 중에서도 두경부외과를 세부 전공한 의사들이 주로 하는 일이다.
　갑상선은 목에 위치하고 있어 해부학적으로는 이비인후과 영역에 속한다. 한편 갑상선은 내분비 기관의 하나이므로 기능적으로는

PREFACE

내분비외과 영역에 속하기도 한다. 내분비외과는 외과의 한 분야라 쉽게 갑상선을 수술하는 의사라고 인식을 하지만, 이비인후과를 외과, 즉 수술적 치료를 하는 진료과로 인식하지 못하는 사람들은 이비인후과 의사가 갑상선을 수술한다는 것을 어색하게 여긴다. 그래서 저자와 같이 암 수술을 전문으로 하는 이비인후과 의사는 두경부외과 의사라고 불리고 싶어 한다. 영어로는 Head and Neck Surgeon인데, 외국 학회에 나가면 이렇게 자신을 소개한다.

　이비인후과, 특히 두경부외과에서는 아주 오래 전부터 갑상선암을 수술해 오고 있다. 저자는 한 10년쯤 전 분당서울대학교병원에서 파견 교수로 1년 정도 근무한 적이 있다. 당시 그 병원 외과에서는 갑상선암 수술을 거의 하지 않았기 때문에, 대부분의 갑상선암 환자는 이비인후과로 의뢰가 왔다. 그런데 세부 전공이 두경부외과인 이비인후과 교수는 저자 혼자 뿐이었기 때문에, 그 갑상선암 환자의 수술은 저자가 도맡아 하게 됐다. 진료실에서 한참을 설명해도 이비인후과 의사가 갑상선암을 수술하는 것을 의아해 하는 분들이 꽤 많았다. 고심 끝에 '이비인후과에서도 갑상선암 수술을 하나요'라는 블로그를

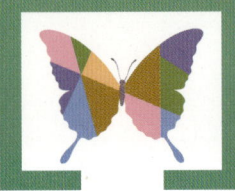

만들고, 환자들에게 소개했다. 10년이 지난 지금은 많은 환자들이 갑상선암 수술을 받기 위해 일부러 이비인후과를 방문하고 있다.

저자는 두경부외과 의사로 두경부암의 진단과 치료 전략 수립, 두경부암 수술 및 재건 수술, 갑상선암 수술, 기도(숨길) 재건 수술 등에 매진해 왔다. 1년에 보통 두경부암 200건, 갑상선암 200건, 두경부 양성 종양 150건, 기도 재건 수술 50건 등 총 600건 이상의 수술을 집도한다. 근무하는 병원의 여건상 큰 수술을 많이 하는 편이다. 갑상선암 수술도 약 30퍼센트 정도는 재수술이거나 진행성 갑상선암 수술이다. 운이 좋아서 최근 EBS 명의 프로그램에 출연하기도 했는데, 15시간에 걸쳐 혀와 턱뼈 사이에 생긴 구강암을 제거하고, 종아리뼈와 옆구리 살을 이용하여 턱뼈와 구강을 재건하는 수술 모습이 방영되었다.

갑상선암으로 수술 받기 위해 저자의 진료실을 찾아 오시는 분들은 저자에 대해 크게 두 가지의 인상을 갖고 계신 것 같다. 첫째는 두경부암 수술 경험이 많으므로 어려운 갑상선암 수술 혹은 재수술을 잘 한다는 것이다. 이런 생각은 심각한 상태의 환자를 저자에게 의뢰하는 다른 진료과 의사들이 심어주는 것 같다. 그래서 항상 동료 의사들에게 감사하는 마음을 갖고 있다. 둘째는, 갑상선 절제 범위를 환자와 상의해서 환자의 의견을 충분히 반영한다는 것이다. 실제로 환자에게서 "원하면 반절제를 해 주신다고 해서 왔어요"라는 이야기를 자주 듣는다. 이게 인터넷 어디에 나와 있나 하고 검색을 해 본 적이 있었는데, 찾지는 못했다. 아마도 인터넷 카페의 환자 모임이나 지인에게서 들은 것으로 추측할 뿐이다.

그렇다. 갑상선암의 치료에는 선택의 여지가 많다. 심각한 경우도 드물게 있지만, 대부분의 갑상선암은 구강암이나 후두암 같은 암에 비하면 참 얌전한 편이다. 그래서 암 치료의 효과뿐만 아니라, 치료 후 생길 수 있는 삶의 질 저하도 함께 고민해야 한다. 지금 발견된 갑상선암을 치료하는 데 있어, 할 수 있는 모든 수단을 다 동원할 것인가 아닌가 고민을 해야 한다. 암이라고 하여 막연하게 두려워할 것이 아니라, 갑상선암에 대해 이해하고, 환자가 직접 치료 전략을 세우는 데 참여해야 한다.

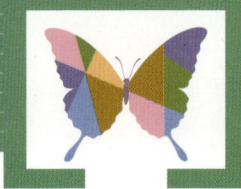

    이런 관점으로, 갑상선암 수술을 위해 처음 방문한 환자들에게 상당히 많은 시간을 할애해 설명을 하고 있다. 그렇지만 짧은 진료 시간에 환자가 갑상선암에 대해 잘 이해하고, 치료를 선택하도록 하는 데는 한계가 많다. 그래서 이 책이 탄생하게 되었다.

    갑상선암 검진에 대해 논란이 많다. 저자는 갑상선암을 너무 늦게 발견한 탓에 치료도 제대로 못 하고 돌아가시는 분들을 가끔 만난다. 그래서 검진 자체를 하지 말자는 것에는 동의하지 않는다. 반면 심각한 두경부암 수술을 많이 하다 보니, 너무 작은 갑상선암을 수술하는 것은 과잉 치료일 수 있다는 생각을 오래 전부터 해 왔다. 그래서 진단과 치료 시기를 분리해야 한다고 주장하고 있다. 그런 면에서 2015년 미국갑상선학회 가이드라인이 개정되면서 세포검사 시기를 늦추도록 한 것에 대해 환영한다.

    이 책의 많은 부분은 2015년 미국갑상선학회 가이드라인에서 권고하고 있는 내용에 대해 설명하고 있다. 의학 발전과 함께 가이드라인도 바뀔 수 있고 이 책의 내용도 바뀌어야 하겠지만, 이 책은 2016

년 초를 기준으로는 가장 최신의 의학적 지식과 저자의 견해를 담았다. 그러다 보니 이론적인 배경을 설명하는 내용이 많다. 의사가 아닌 일반인이 이해하기에 다소 어렵지 않을까 하는 우려도 있다. 하지만 책을 구입해 보시는 분들이라면 인터넷에서 흔히 접할 수 있는 내용보다는 깊이 있는 지식을 원하실 것이라고 생각하면서 독자들의 이해를 구해 본다.

이 책은 진료실이나 입원실에서 환자들이 자주 묻는 질문에 대한 대답과 보충 설명으로 구성되어 있다. 그 내용은 크게 다섯 부분으로 나뉜다.

첫째, 갑상선암 검진을 할지 말지 망설이는 분들을 위한 갑상선암 과잉 진단과 과잉 치료에 대한 설명이다. 갑상선암을 검진하는 초음파검사와 세침흡인 세포검사에 대해서 자세히 알려준다. 둘째, 갑상선암 혹은 갑상선암 의심이라고 진단 받아 앞으로 어떻게 해야 하는지 고민하는 분들을 위한 내용이다. 과잉 치료 논란이 있어 선뜻 갑상선암 수술을 받지 못 하는 분들이 적극 관찰과 수술 중에 선택할 수

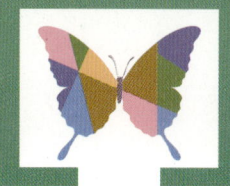

있도록 도와 드리기 위한 내용이다. 셋째, 갑상선암 수술을 받기로 한 분들이 어떤 수술을 받을지 선택하는 데 도움이 되는 내용이다. 수술을 위한 입원, 마취, 수술의 부작용 등에 대한 내용이 포함되며, 심각한 갑상선암을 진단 받은 분들이 받게 될 수술 내용에 대해서도 설명한다. 넷째, 갑상선암 수술을 이미 받으신 분들을 위한 갑상선암 수술 후 관리와 방사성요오드치료 설명이다. 다섯째는, 갑상선암이 재발했다고 진단 받은 분들을 위한 재발의 의미와 치료 안내이다.

"갑상선암, 너무 겁낼 필요 없다. 그렇다고 무시하지는 말자." 이 책을 읽은 많은 분들이 갑상선암을 이해하고, 좀더 편안한 마음으로 적극적인 관찰을 선택하거나 수술을 선택할 수 있기를 바란다. 일부 재발하거나 전이된 갑상선암으로 진단 받은 분들도 이 책을 읽고 병에 대해 잘 이해하고, 치료에 임할 수 있기를 바란다. 그리고 더 좋은 치료 결과가 있기를 마음 속으로 빌어 본다.

이 책을 기회로, 갑상선-두경부외과학이라는 학문에 입문하여 훌륭한 수술을 배울 수 있도록 가르쳐 주신 김광현 명예교수님, 성명훈 교수님께 감사의 말씀을 전하고 싶다. 이 책이 나올 수 있도록 다양한 지원과 검토 의견을 주신 많은 분들께 감사드린다. 특히 직접 그린 멋진 일러스트레이션을 제공해 주신 국립암센터 갑상선암센터 류준선 센터장, 병리조직 사진을 제공해 주신 서울대학교병원 병리과 원재경 교수께 감사드린다. 끝으로, 사랑으로 키워 주신 어머니, 늘 격려해 주시는 장인 장모님, 원하는 일을 잘 해 나갈 수 있도록 항상 배려해 주는 사랑스런 아내 양선, 그리고 뿌듯하게 잘 자라고 있는 두 아이 지원, 태경에게 감사의 말을 전한다.

2016. 8.
벌써 26년 동안이나 머물러 있는 창경궁 앞 함춘 동산에서
하정훈

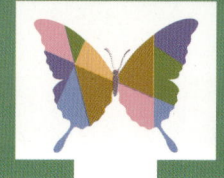

- 머리말　　　　　　　　　　　　　　　　　　　　　4

PART 1
"갑상선암 검진, 할까? 말까?"
갑상선암 검진을 고민하는 분께

제1장 갑상선암 과잉 진단에 대한 이해
- 모든 암은 치료해야 하는가? (과잉 진단, 과잉 치료에 대한 이론적 이해)　　23
- 갑상선암은 검진할 필요가 없는가? (갑상선암 검진은 하는 것이 좋다!)　　29

제2장 갑상선 초음파검사의 이해
- 갑상선이란 무엇인가?　　　　　　　　　　　　　36
- 초음파검사 사진(영상)을 보는 방법　　　　　　　39
- 다양한 초음파검사 소견　　　　　　　　　　　　43
- CT, MRI, PET-CT 검사는 언제 하는가?　　　　　46

CONTENTS

제3장 세침흡인 세포검사 결과의 이해

- 세침흡인 세포검사는 어떤 검사인가? 53
- 세침흡인 세포검사는 언제 하는가? 54
- 세침흡인 세포검사의 결과와 해석 57
- 중심생검(총생검)이란? 61

PART 2
"갑상선암이라는데 어떻게 해야 하나?"
갑상선암(의심)을 진단 받은 분께

제4장 암의 성장, 전이, 재발의 이해

- 양성종양과 악성종양은 어떻게 다른가? 68
- 암세포의 성장(증식)과 전이의 이해 70
- 암의 재발에 대한 이해 73
- 갑상선암의 종류에는 어떤 것이 있나? 77
  - 생각열기: 기존 갑상선암 중 일부는 암이 아니라고 알려졌다는데? 82
- 갑상선암은 완치가 잘 되는 암인가? 84

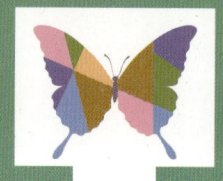

제5장 갑상선암은 꼭 수술해야 하는가?

- 갑상선암은 모두 치료할 필요가 없는가?   88
- 5mm 또는 1cm 미만의 작은 갑상선암은 내버려 두어도 되는가?   90
- 면역요법, 식이요법은 도움이 되는가?   94

PART 3
"갑상선 반절제 수술을 받고 싶어요"
갑상선암 수술을 받기로 한 분께

제6장 갑상선 수술 범위에 대한 이해

- 갑상선암 수술에는 어떤 종류가 있나?   100
- 전절제와 반절제의 특징과 장단점은 무엇인가?   102
- 저자는 환자와 수술 범위에 대해 어떻게 상의하고 결정하나?   106
- 갑상선 수술은 얼마나 안전한가? (수술의 합병증)   110
    - 생각열기: 갑상선암 수술, 입원은 어떻게 하는가?   117
    - 생각열기: 갑상선암 수술, 마취는 어떻게 하는가?   119

제7장 전이성 및 침습성 갑상선암의 수술에 대한 이해

- 림프절 전이는 어떻게 수술하나?　　　　　　　　126
- 침습성 갑상선암의 수술　　　　　　　　　　　　130

PART 4
"갑상선암 수술 후 어떻게 관리하나?"
갑상선암 수술을 받은 분께

제8장 갑상선수술 후 관리

- 갑상선수술 후 갑상선호르몬제를 꼭 먹어야 하나?　　137
- 갑상선수술 후 목소리를 내도 되는가?　　　　　　　141
- 갑상선수술 후 흉터 관리는 어떻게 하나?　　　　　　146
- 갑상선암 수술 후 추적 관찰은 뭘 보는 것인가?　　　149
- 갑상선암 수술 후 추적 관찰은 얼마나 오랫동안 하나?　151

제9장 갑상선암 수술 후 보조치료

- 방사성요오드치료는 무엇인가? 155
- 방사성요오드치료를 위한 힘든 준비 기간은 왜 필요한가? 159
- 방사성요오드치료는 어떻게 하는가? 161
- 방사성요오드치료는 몇 번이나 하는가? 163

PART 5
"암이 재발했다는데 이제 어떻게 하나?"
갑상선암이 재발했다고 들은 분께

제10장 재발한 갑상선암의 치료

- 갑상선암이 재발했다는 것은 무슨 말인가? 172
- 재발한 갑상선암은 모두 치료해야 하는가? 175
- 재발한 갑상선암의 치료 방법들 178
- 간단하게 정리해서 183

- 참고문헌 186
- 색인 187
- 갑상선암 관련 저자 활동 목록 188

PART 1

"갑상선암 검진, 할까? 말까?"
갑상선암 검진을 고민하는 분께

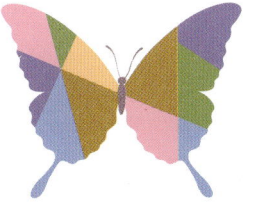

제1장 갑상선암 과잉 진단에 대한 이해
제2장 갑상선 초음파검사의 이해
제3장 세침흡인 세포검사 결과의 이해

제1장
갑상선암 과잉 진단에 대한 이해

"선생님, 갑상선암 과잉 진단이 문제라는데 과잉 진단이 무엇인가요?"

"과잉 진단이라는 것은 진단하지 않았어도 문제가 안 되는 병을 진단한 것을 말합니다. 즉 그냥 모르고 내버려 두었어도 증상을 일으키거나 생명에 지장을 주지 않았을 병을 진단한 것을 말합니다. 대부분의 갑상선암은 매우 천천히 자라기 때문에, 내버려 둬도 되는 갑상선암을 검진을 통해서 일부러 찾아내는 것은 과잉 진단이라는 말이지요."

"그럼, 갑상선암 검진은 할 필요가 없나요? 아니면, 그래도 암인데 하는 게 좋을까요?"

"음… 좋은 질문입니다."

"어려운 질문이라는 말씀이시죠?"

"하하. 그렇습니다.

갑상선암도 암이라서 갑상선암으로 사망하시는 분들이 있습니다. 그런데 그 확률이 매우 낮습니다. 사망 확률이 매우 낮으니, 일찍 찾아내서 수술을 받고 수술 후 생길 수 있는 합병증으로 불편한 삶을 사는 것보다는 검진을 아예 받지 않는 게 낫다고 주장하기도 합니다. 모른 채 지내다가 문제가 생기면 그때 치료를 시작하자는 견해입니다.

저는 누가 물어보면 갑상선암 검진을 권하는 편입니다. 제가 근무하는 병원의 특성상 심각한 상태로 갑상선암을 발견하여 수술 받으시는 분들을 종종 보기 때문에 더욱 그렇습니다. 하지만 너무 작은 갑상선암을 수술하는 것은 찬성하지 않습니다. 검진으로 갑상선암을 발견했다고 바로 수술을 해야 한다고 생각하지 않습니다. 진단과 치료 시기를 분리하자는 말씀이지요."

"암인데 수술하지 않고 내버려 둬도 문제가 없나요?"

"대부분의 갑상선암은 아주 천천히 자라기 때문에 그냥 두어도 평생 큰 문제를 일으키지 않을 확률이 큽니다. 그런데 어떤 환자의 갑상선암이 빨리 자라서 문제를 일으키고, 어떤 환자의 갑상선암은 문제가 없을 것인지 예측할 수 있는 방법은 아직 없습니다."

"그렇게 말씀하시니까 불안해서 수술을 받을 수밖에 없겠는데요?"

"너무 불안해 하실 필요는 없습니다. 검진조차 하지 말자는 견해도 있다는 것을 생각해 보시기 바랍니다. 좀 어려울 수도 있는데, 배경 지식을 자세히 말씀드리겠습니다."

모든 암은 치료해야 하는가? (과잉 진단, 과잉 치료에 대한 이론적 이해)

갑상선암의 과잉 진단, 과잉 치료에 관해 논란이 있다. 이는 우리나라만의 문제는 아니다. 지난 15년간 우리나라에서 갑상선암 발병률은 급격히 높아졌다. 다른 나라들보다 그 증가 속도가 훨씬 빠르기는 하다. 1990년대에는 1년에 4,000명도 안 되던 환자수가 최근에는 매년 40,000명 이상 발생하고 있다. 인구 10만명당 발생 환자수를 비교해 보면, 1999년 7.2명(여 11.9명, 남 2.3명)에서 2012년 73.6명(여 120.4명, 남 27.5명)으로 13년간 10배 이상 증가하였다.

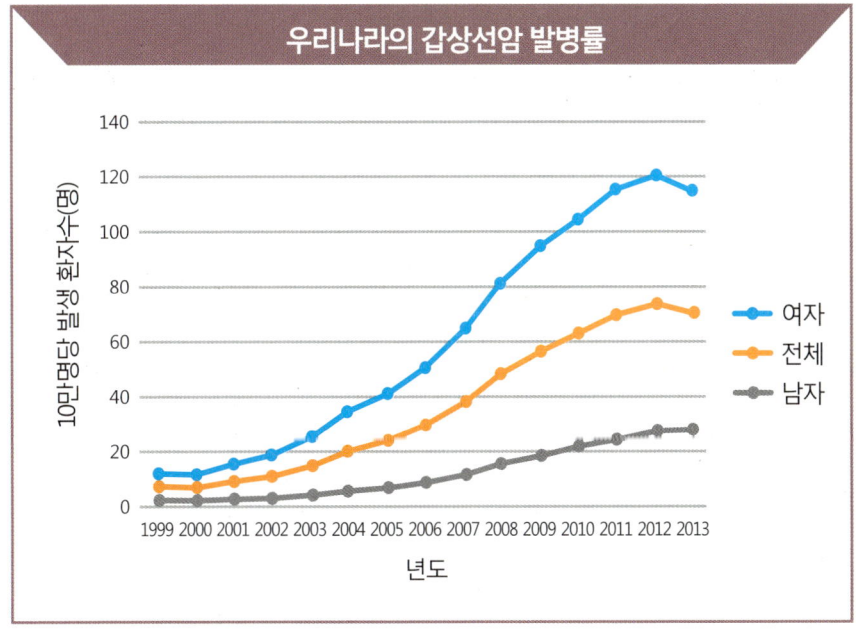

▲ [그림 1-1] 우리나라의 갑상선암 발병률
인구 10만명당 매년 발생한 환자수를 나타내는 그래프로, 매년 발생 환자수가 급격하게 증가한 것을 알 수 있다. (출처: 국가암정보센터 http://www.cancer.go.kr)

갑상선암 발병률이 급격하게 높아진 데 비해, 갑상선암으로 사망하는 환자수는 매년 300명 내지 400명 수준으로 크게 달라지지 않았다. 인구 10만명당 사망 환자수로 계산하면 0.3명 내지 0.4명 수준이다. 1985년 이후 사망률을 연령으로 보정한 표준화 사망률로 분석하면, 인구 10만명당 사망 환자수가 1985년 약 0.1명에서 2000년 0.6명으로 증가하였다가 2010년에는 0.4명으로 다소 감소하였다는 분석이 있다.

갑상선암에 대한 초음파 검진이 보편화되기 시작한 2000년경 이후 갑상선암 환자는 급격하게 늘었다. 그러나 갑상선암으로 사망하는 환자수는 크게 변화없으니, 진단하지 않아도 되는 환자를 괜히 찾아낸

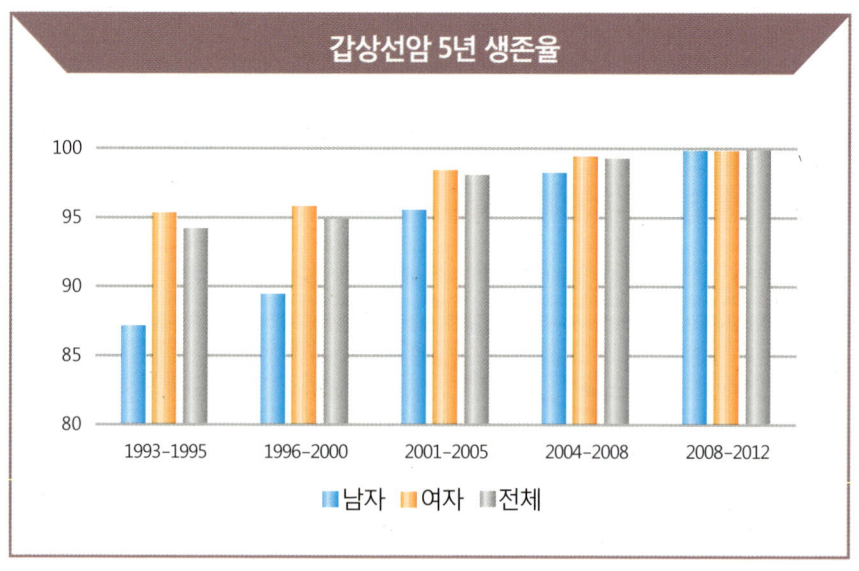

▲ [그림 1-2] 우리나라 갑상선암 환자의 5년 생존율
최근 진단된 환자들은 5년 생존율이 거의 100%인 것을 알 수 있다. 옛날에는 남자 환자의 예후가 여자 환자보다 나빴는데, 지금은 차이가 없다. (출처: 국가암정보센터)

것이 아니냐는 이야기다. 우리나라 갑상선암 환자의 5년 생존율이 최근에는 거의 100%에 육박하는 것도 수술이 꼭 필요하지 않은 저위험 갑상선암 환자가 대부분을 차지해서 그렇다는 것이다.

과잉 진단이라는 것은 진단하지 않았어도 문제가 안 되는 병, 즉 증상을 일으키거나 생명에 지장을 주지 않았을 병을 진단한 것을 말한다. 암에 있어 과잉 진단이라는 것은 암이 너무나 천천히 자라는 경우다. 그 암이 어떤 증상을 유발하기도 전에 환자가 다른 원인으로 사망하는 경우가 이에 해당된다. 또한 암이 생기기는 했지만 어느 시점 이후로는 더 이상 진행하지 않거나 심지어 저절로 소멸하는 암을 진단하게 되면 과잉 진단이 될 수 있다.

과잉 진단은 환자수가 증가하는 것에 비해 그 암으로 인한 사망자는 늘지 않을 때 의심해 볼 수 있다. 갑상선암 외에도, 전립선암, 유방암, 악성흑색종, 신장암과 관련해 과잉 진단의 논란이 있다.

이해를 돕기 위해 그림으로 설명해 보겠다.

우선 일반적으로 암이라고 하면 치료하지 않는 경우 모두 사망할 것이라고 생각하고 걱정을 한다. 그런데 암이라도 어떤 암은 빨리 진행하여 아주 위험하고 어떤 암은 천천히 진행하여 상대적으로 덜 위험하다고 여긴다. 빠르고 느린 것은 상대적인 것이지만, 편의상 '빨리 진행하는 암', '천천히 진행하는 암'이라고 이름 붙이기로 하자. 그림으로 나타내면 다음과 같다.

'빨리 진행하는 암'은 암 발생 시점 후 얼마 지나지 않아 증상이 생기고 또 금방 환자가 사망할 정도의 크기가 된다. 반면 '천천히 진행하는 암'은 증상이 생기고 사망을 초래하는 정도로 크기가 커지는 데 시간이 더 많이 걸린다.

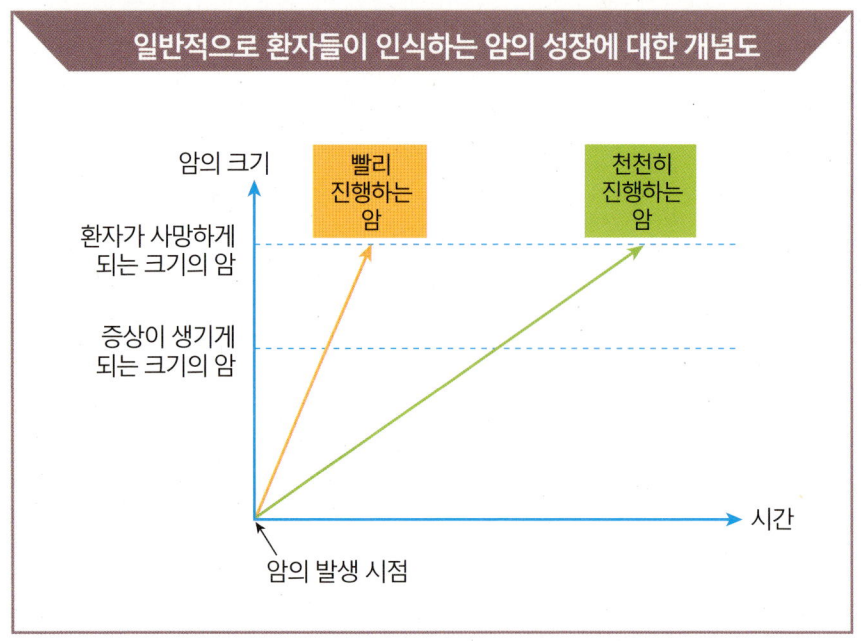

▲ [그림 1-3] 일반적으로 환자들이 인식하는 암의 성장에 대한 개념도
가로축은 시간, 세로축은 암의 크기를 나타낸다. 주황 및 연두색 화살표의 기울기는 암의 성장 속도를 나타낸다.

그런데 사람은 암 이외의 다른 병이나 사고로 사망할 수도 있고, 나이가 들어서 사망할 수도 있다. 암 이외의 다른 원인으로 사망하는 시기를 포함하여 그림을 다시 그릴 수 있다. 환자가 다른 원인으로 사망하기 전까지 증상이나 사망을 초래하지 않는 매우 천천히 자라는 암도 있고, 어느 정도 자란 이후에는 더 이상 자라지 않거나 오히려

퇴화하는 암도 있다. 이런 암들까지 포함한 실제 암의 성장 곡선을 그리면, 다음과 같은 그림이 된다.

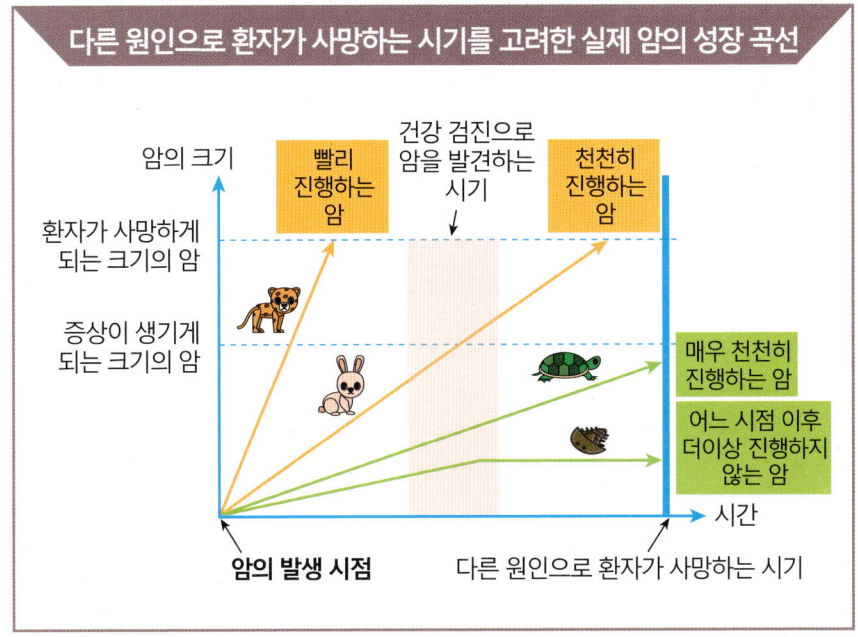

▲ [그림 1-4] 다른 원인으로 환자가 사망하는 시기를 고려한 실제 암의 성장 곡선
가로축은 시간, 세로축은 암의 크기를 나타낸다. 주황 및 연두색 화살표의 기울기는 암의 성장 속도를 나타낸다.

다양한 종류의 암은 각각 다른 특성을 갖는다. 모든 암을 치료해야 하는가에 대해 쉽게 답하면, 그림에서 '매우 천천히 진행하는 암'과 '어느 시점 이후 더 이상 진행하지 않는 암'은 치료할 필요가 없다. 그런데 같은 이름이 붙은 암이라도 환자마다 그 암의 특성이 다르게 나타난다. 예를 들어, 갑상선암이라도 성장 속도와 병의 경과는 환자마다 다르다.

갑상선암 중에 가장 예후가 나쁜 종류로 갑상선 미분화암이라는 것이 있다. 우리나라에서는 매년 50 내지 80명 정도 발생한다. 그 중 절반 정도는 1년 내에 사망한다. 갑상선암에도 '매우 빨리 진행하는 암'에 해당하는 드문 종류가 있다는 의미다. 한편, 갑상선 미분화암처럼 급격하게 진행하지 않더라도 수 년에 걸쳐 치료를 받다가 사망하는 환자의 갑상선암은 '천천히 진행하는 암'에 속한다고 할 수 있다. 사망하지는 않았지만 갑상선암 증상으로 고생하는 환자도 상당히 많이 있다. 이 분들의 갑상선암도 '천천히 진행하는 암'에 속한다.

그런데 새로 진단되는 암 환자 가운데, '매우 천천히 진행하는 암'과 '어느 시점 이후로 더 이상 진행하지 않는 암'의 특성을 가진 환자 비율이 늘어 나면, 그 암의 발생률은 높아지지만 그 암으로 사망하는 환자수는 늘지 않는다. 이런 경우에 과잉 진단, 과잉 치료의 가능성이 있다. 최근 10년 동안 갑상선암 발생률은 10배나 상승했지만, 사망하는 환자수는 큰 변화가 없었다. 최근 진단되는 갑상선암 환자 중에는 '매우 천천히 진행하는 갑상선암' 내지는 '어느 시점 이후로 더 이상 진행하지 않는 갑상선암'의 비율이 높을 것이라고 쉽게 추정할 수 있다. 그래서 갑상선암의 과잉 진단, 과잉 치료 논란이 있는 것이다.

문제는 갑상선암을 처음 진단했을 때, 이 갑상선암이 '암의 네 가지 유형' 중 어느 것인지 알 수 없다는 점이다. 이 갑상선암이 앞으로 어떻게 진행하고, 환자의 몸에 어떤 영향을 미칠지 정확히 예측할 수 없다. 별다른 증상 없이 건강검진에서 발견된 작은 갑상선암이라면 더 그렇다. 그런데 갑상선암은 일반적으로 매우 천천히 자라기 때문에, 아주 작은 갑상선이라면 시간을 두고 좀 지켜 볼 수 있다. 다른 암과 달리 갑상선암은 어떻게 진행하는지 좀 지켜 볼 여유가 있는 암이라는 말이다. 그렇지만 갑상선암의 크기가 상당히 큰 경우, 이미 증상이 생겼거나, 증상이 없더라도 전이가 발견된 경우, 주변 조직 침범 소견이 있는 경우에는 치료하지 않으면 생명에 지장을 줄 가능성이 높다. 이런 경우에는 '빨리 진행하는 암'이나 '천천히 진행하는 암'에 해당한다고 판단할 수 있고, 지켜볼 여유 없이 치료를 서둘러야 한다.

> **성장 속도에 따른 갑상선암의 네 가지 유형***
> - 빨리 진행하는 갑상선암: 예 갑상선 미분화암
> - 천천히 진행하는 갑상선암: 예 전이가 발견된 갑상선 유두암/여포암
> - 매우 천천히 진행하는 갑상선암
> - 어느 시점 이후 더 이상 진행하지 않는 갑상선암
>   * 별다른 증상 없이 건강검진으로 발견된 갑상선암은 4가지 유형 중 어느 것에 해당하는지 정확히 알 수 없다.

갑상선암은 검진할 필요가 없는가? (갑상선암 검진은 하는 것이 좋다!)

2014년 초 우리나라에서 갑상선암의 진단과 수술에 대해 큰 논란이 있었다. 찾아낼 필요 없는 암을 건강검진을 통해 과잉 진단하고, 그래서 과잉 치료한다고 주장을 하는 분들이 언론을 통해 목소리를

낸 것이다. 그 분들의 주장은 증상이 있는 갑상선암만 진단하고 치료하자는 것이다. 즉, 갑상선암 초음파 검진을 하지 말자는 말이다. 과잉 진단, 과잉 치료에 대한 주장이 일리는 있지만, 검진을 하지 말자는 주장에 대해서는 동의할 수 없었다. 대학병원에서 갑상선암을 직접 수술하는 의사이면서, 특히 진행성이거나 전이성 갑상선암으로 심각해진 환자를 많이 보았기 때문에 더욱 그랬다.

당시 저자가 갑상선암 과잉 진단 주장에 대해 전문가로서 어떤 견해를 가지고 있는지 TV 뉴스 인터뷰를 한 적이 있다. 그때 진행성 갑상선암 수술을 위해 입원 중이던 환자가 몇 분 있었다. 그 중 가장 심각했던 75세 여성 환자는 한 달쯤 전부터 목소리가 잘 안 나오고 말할 때 숨이 차는 증상으로 집 근처 병원을 방문했다가 진행이 심한 갑상선암 진단을 받았다. 기도(숨길)를 침범한 갑상선암이었기 때문에 이비인후과에서 수술 받을 필요가 있어서 서울대학교병원 이비인후과로 의뢰가 왔다. 그 분은 건강검진을 정기적으로 잘 받는 편이었는데, 갑상선암 검사(초음파검사)는 한 번도 해 본 적이 없다고 했다. 그래서 이렇게 심각한 갑상선암에 걸린 것이 억울하다고 기자의 인터뷰에 응했다. (2014. 3. 29. SBS 뉴스 인터뷰 '갑상선암 과잉 진단? 혼란에 빠진 환자' 참고) 이 분의 갑상선암은 기도를 완전히 감싸고 후두를 침범한 상태였다. 후두는 살릴 수 없는 상태여서 모두 제거해야 했다. 조직검사에서 갑상선 미분화암(제3장. 갑상선암의 종류 참조)으로 진단되었다. 외부방사선치료 등 수술 후 보조치료를 열심히 받았지만, 폐 전이 소견으로 서너 달만에 돌아가시고 말았다.

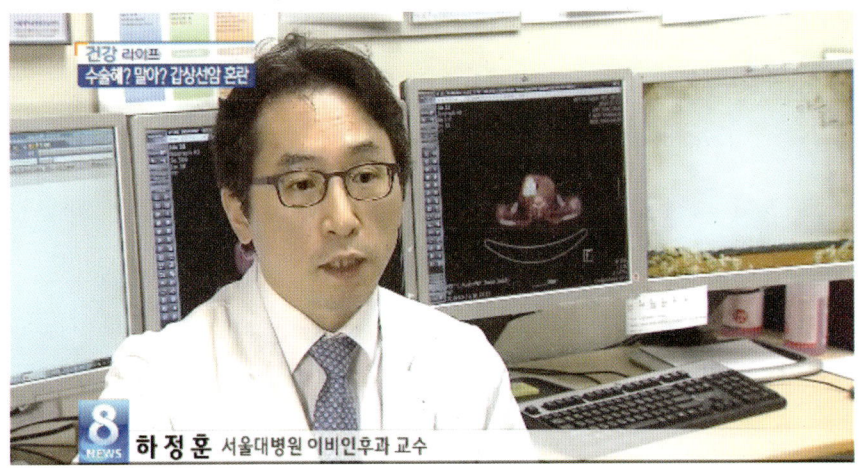

▲ [그림 1-5] 2014. 3. 29. SBS TV 뉴스 인터뷰 '갑상선암 과잉 진단? 혼란에 빠진 환자' 화면 캡쳐

> [SBS TV 뉴스 '갑상선암 과잉 진단? 혼란에 빠진 환자' 인터뷰 요약 (2014. 3. 29)]
>
> 국가가 갑상선암 검진을 못하게 하려는 움직임이 있는데, 갑상선암을 직접 치료하는 의사로서 어디까지 양보할 수 있냐는 물음에 대해,
> 1) 진단을 금하는 것은 아무리 소수라도 일부 환자에서는 정말 심각한 문제를 초래한다.
> 2) 5mm 미만의 작은 갑상선 결절은 다른 위험이 없으면 세포검사를 하지 않도록 하는 것은 지금 가이드라인에도 있다.
> 3) 진단된 1cm 이하의 작은 갑상선암에 대해서는 일본의 갑상선암 진료 가이드라인에 있는 것처럼 적극적인 관찰도 선택할 수 있도록 하면 좋겠다.

물론 극단적인 예라고 생각할 수 있다. 그렇지만 분명한 것은 환자가 증상을 느끼는 시기는 암이 상당히 많이 진행한 이후라는 것이다. 암이 꽤 자라서 성대 신경을 침범하면 목소리 변화가 온다. 기도를 침범한 암이 있어도 기도 면적의 절반이 막히기 전에는 숨차는 증상이 생기지 않는다. 림프절 전이가 2-3cm는 돼야 목에 멍울이 잡히는 것을 환자 스스로 인지할 수 있다. 증상이 생겼을 때 검사를 하고 치료를 시작하는 것은 환자의 생명을 위협할 뿐 아니라 삶의 질에 있어서 확실히 문제가 있다.

어떤 병을 조기 진단하는 것이 필요한지 혹은 도움이 되는지 판단하기 위해서는 조기 진단의 이득, 검사의 비용, 검사의 위험성 및 해로움 등을 고려해야 한다. 갑상선암을 조기 검진하는 것이 생명이나 삶의 질에 얼마나 도움이 되는지 제대로 연구된 바가 없다. 조기 검진을 위해 초음파검사나 세침흡인 세포검사를 하는 것 자체가 우리 몸에 해로운 것은 아니다. 조기 검진 자체는 위해가 없다.

갑상선에서 혹이 발견되면 약 5% 정도는 암으로 진단된다. 그런데 이렇게 진단된 갑상선암이 모두 생명에 지장을 주는 나쁜 암은 아니다. 앞서 말한 '매우 천천히 진행하는 암' 혹은 '어느 시점 이후 더 이상 진행하지 않는 암'에 해당하는 암이 상당히 포함되어 있다. 그러니 진단된 갑상선암을 모두 수술로 제거하는 것은 과잉 치료에 해당할 수 있다. 왜냐면 수술로 갑상선을 제거하는 것은 별다른 이득은 없이 그 자체로 혹은 수술 합병증에 의해 우리 몸에 해로울 수도 있으니 말이다.

다시 말해, 갑상선암 조기 검진이 바로 치료로 이어지는 것이 문제다. 갑상선암 조기 검진을 반대하는 분들은, 조기 검진은 위해가 없지만 모두 치료하는 것은 과잉 치료에 해당하니 검진 자체를 하지 말자고 주장하는 것이다.

갑상선암 검진을 하지 못하게 막지는 말자. 검진에서 발견된 갑상선암을 모두 수술로 제거하지도 말자. 실제로 문제가 되는 것은 과잉 진단이 아니라 과잉 치료이기 때문이다. 그럼 어떻게 구분해서 수술이 필요한 갑상선암을 고를 것인가? 여기에 대해서는 뒤에 더 자세하게 알아 보기로 하자. (제5장. 갑상선암은 꼭 수술해야 하는가 참조)

제2장

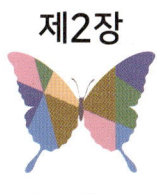

갑상선 초음파검사의 이해

"안녕하세요?"

"아, 네… 안녕하세요."

전공의가 미리 정리한 자료를 보면서, 하 교수는

"어떻게 갑상선 검사를 하시게 되셨어요? 특별히 불편한 증상이라도 있었나요?"

"건강검진 하면서 초음파검사를 했는데, 글쎄…"

"오른쪽 갑상선에 15mm 혹이 있는데, 암이 의심된다고 나왔네요"

"어제 한숨도 못 잤어요. 선생님, 어떻게 해야 하죠?"

"김 선생, 환자분 초음파검사 사진 좀 띄워 봐요.

이리 가까이 와서 한번 보세요.

뭐가 뭔지 잘 모르시겠지만, 대충은 보일 겁니다.

이쪽이 오른쪽 갑상선이고 이쪽이 왼쪽 갑상선입니다."

이렇게 갑상선암 클리닉 외래는 시작된다.

갑상선 초음파검사는 갑상선을 살펴 보는 가장 유용한 검사다. CT(컴퓨터단층촬영)나 MRI(자기공명영상)보다 갑상선의 상태, 갑상선의 결절(주. 갑상선에 생긴 혹을 '결절'이라고 부른다)을 더 잘 볼 수 있다. 흑백의 그림자 같은 영상이라 처음 보면 전혀 감이 오지 않는다. 의사들도 갑상선을 전공하지 않으면 어느 부위를 검사한 것인지, 정상인지 비정상인지 잘 구별하기 힘들다. 그런 초음파검사 사진을 환자가 이해할 필요가 있는지 의아해 할 수 있다. 그래도 설명을 들으면 어렴풋하게나마 초음파검사 소견을 볼 수 있다. 초음파검사 사진에서 갑상선 결절의 위치, 크기, 모양 등을 보고 나면 이후의 설명을 더 잘 이해할 수 있다.

갑상선이란 무엇인가?

갑상선(甲狀腺Thyroid gland; 주. 갑상샘이라고도 불린다)은 목의 앞부분 가운데 아래쪽에 위치한 내분비기관이다. 갑상선의 갑상은 갑옷 모양이라는 의미인데, 갑상선의 모양이 갑옷 모양이라는 의미는 아니다. 갑상선 조금 위쪽에 있는 연골(주. 남자에서는 이 연골이 많이 튀어 나와 있어 '아담의 사과'라고 불린다)의 모양이 서양 갑옷 모양이라 갑상연골이라는 이름이 먼저 붙었다. 17세기 중반, 갑상선이 갑상연골 바로 근처에 있어 갑상선의 모양과는 무관하게 그렇게 이름이 붙여졌다.

갑상선의 모양은 나비와 비슷하다. 나비의 날개처럼 오른쪽과 왼쪽에 한 덩어리씩, 두개의 엽으로 이루어져 있고, 두 엽을 연결하는 잘록한 부위(협부)가 있다. 협부에는 위쪽으로 작고 가늘게 튀어 나온 피라미드엽이 있다. 협부와 피라미드엽이 제대로 없는 사람도 있다. 갑상선은 후두 연골(특히 갑상연골과 윤상연골), 기관 연골(주. 후두와 기관지 사이를 연결하는 부위를 기관이라고 한다.)을 감싸는 모양새를 하고 있다. 갑상선 뒤편의 기관 연골 근처에는 성대 신경(주. 성대를 움직이는 근육을 지배하는 신경)이 지나 간다. 갑상선의 뒤쪽에는 부갑상선 4개가 붙어 있다.

갑상선의 크기는 사람마다 차이가 있는데, 정상적인 경우에는 잘 만져지지 않는다. 이상이 생긴 경우에는 만져지거나 눈에 잘 띄기도 한다.

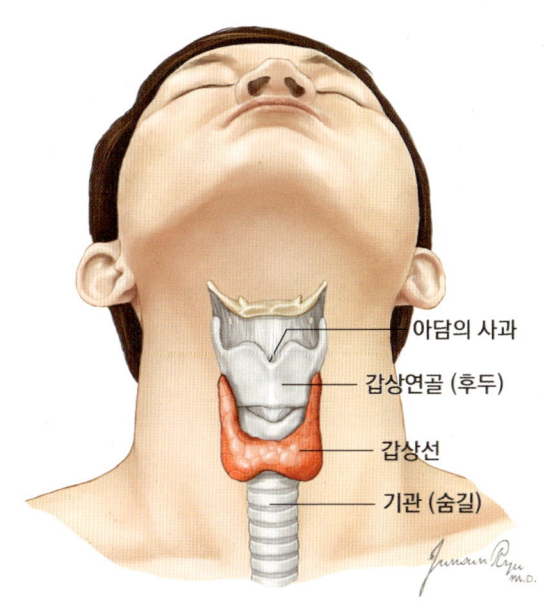

▲ [그림 2-1] 갑상선의 위치와 모습

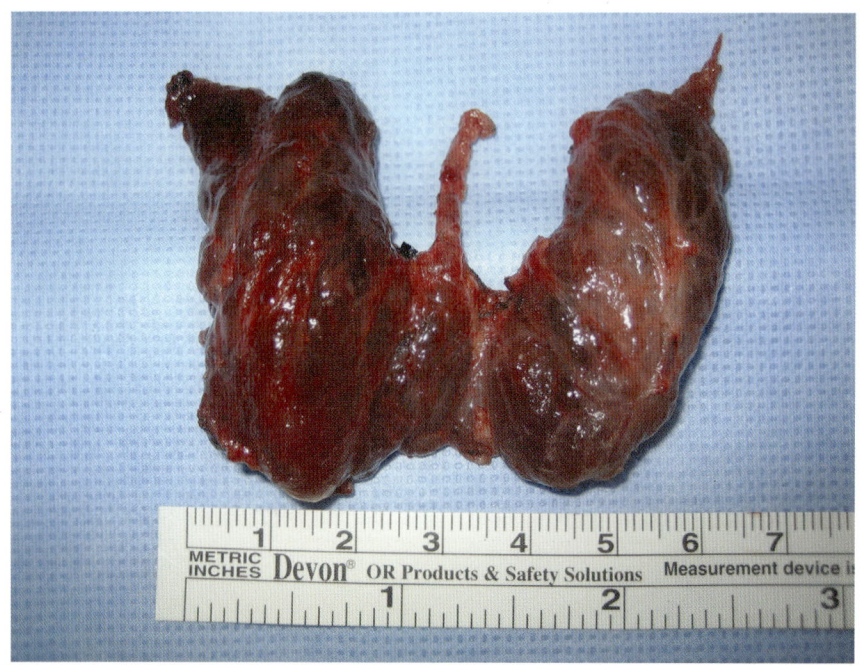

▲ [그림 2-2] 갑상선의 실제 모습의 예

    갑상선의 선은 분비선 혹은 분비샘을 의미한다. 갑상선은 갑상선호르몬과 칼시토닌이라는 호르몬을 분비한다. 갑상선호르몬은 신체 대사를 유지하는 데 매우 중요한 역할을 하고 체온 유지에 관여한다. 칼시토닌은 뼈와 신장에 작용하여 핏속의 칼슘 수치를 낮추는 역할을 한다. 참고로 부갑상선은 부갑상선호르몬을 분비한다. 부갑상선호르몬은 뼈와 신장에 작용하여 핏속의 칼슘 수치를 높인다.

초음파검사 사진(영상)을 보는 방법

    초음파검사 사진을 이해하기 위해서는 우선 초음파검사 사진에 나타나는 그림의 방향을 알아야 한다. 그림의 방향에는 일정한 규칙이 있다. 방향에 대한 규칙은 CT나 MRI에서도 동일하게 적용된다. 다만 CT나 MRI에는 방향이 일정하게 미리 세팅 되어 있는 반면, 초음파검사는 의사가 초음파 프로브(주. 초음파검사 기기의 한 부분으로 의사가 손으로 잡고 검사를 받는 사람의 몸에 갖다 대는 부위를 말한다. 여기서 초음파가 나온다.)를 환자의 몸에 갖다 대면서 시행한다. 그래서 의사가 일정한 규칙에 맞게 검사를 시행하여 영상에서 그 방향이 일정하게 보이도록 해야 한다.

    갑상선 초음파검사는 의사가 초음파 프로브를 환자 혹은 검진

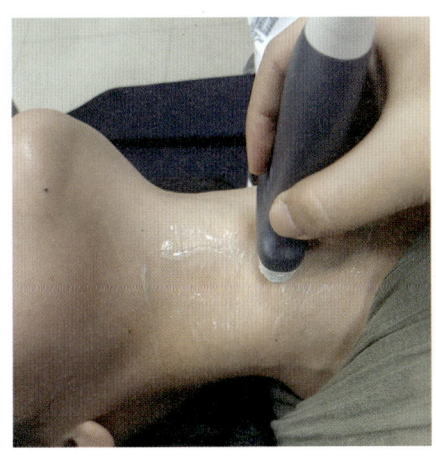 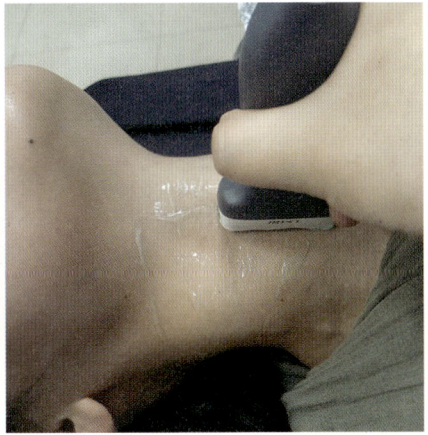

▲ [그림 2-3]
갑상선 초음파검사를 위해 초음파 프로브를 가로(왼쪽 사진) 혹은 세로(오른쪽 사진)로 목에 놓은 모습

받는 사람의 목에 갖다 대면서 갑상선을 관찰하는 검사다. 갑상선의 모양을 가로와 세로 방향으로 찍어서 기록한다. 필요에 따라서는 비스듬한 방향으로 검사를 하고 기록해 둔다.

갑상선을 가로 방향으로 찍으면 다음과 같은 초음파검사 영상을 얻을 수 있다. 가로 방향은 사람이 서 있을 때 지면과 나란한 방향의 단면을 말하는데, 횡단면이라고 한다.

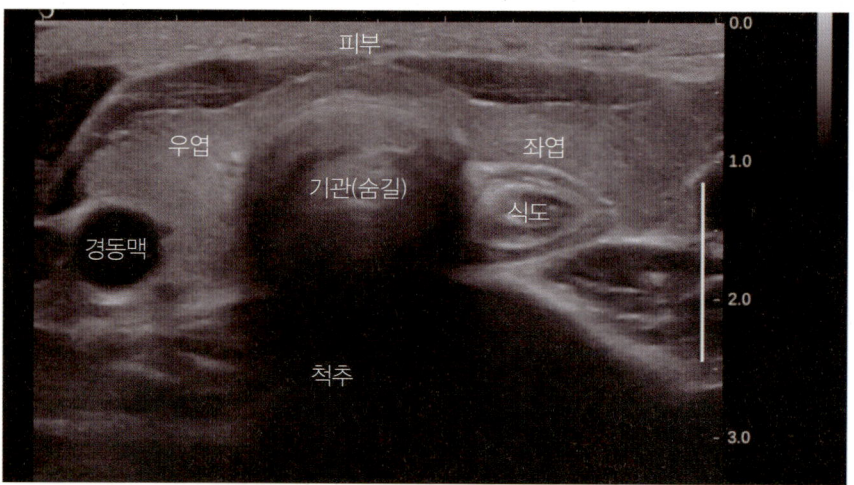

▲ [그림 2-4] 갑상선 초음파검사 사진(횡단면)
그림의 좌측이 환자의 우측이다. 경동맥은 목 좌우에 있고 머리로 혈액을 공급하는 중요한 동맥이다. 식도는 갑상선 좌엽의 아래 쪽 깊은 곳에서 보인다.

초음파 기기와 환자의 체격 등에 따라 차이가 있지만, 대개 한 장의 초음파검사 화면에 갑상선 전체가 모두 보이도록 찍기는 힘들다. 화면의 좌측은 환자의 우측이고, 화면의 우측이 환자의 좌측이다. 이는 CT나 MRI에서도 똑같이 적용된다. 환자가 누워 있는데 발끝에서 머리 쪽을 보고 있다고 생각하면 된다. 화면의 가운데 반원처럼 희고 검게 보이는 것은 숨길이다. 의학적으로는 기관이라 부르는데, 흔히 알고 있는 기관지는 기관의 가지를 말한다. 연골로 되어 있고, 몸의 한 가운데가 된다.

화면의 양쪽 끝에는 검은 원이 보이는데, 심장에서 머리로 올라가는 큰 혈관(경동맥)이다. 목의 중심에서 4~5cm 떨어진 부위, 특히 턱 아래 3~4cm 부위를 만지면 크게 맥박이 뛰는 경동맥을 만져볼 수 있다.

기관을 감싸고 있는 삼각형 비슷한 회색 구조물이 갑상선이다. 갑상선보다 아래쪽은 피부에서 먼 쪽이라 그다지 잘 보이지 않는다. 왼쪽 갑상선의 깊은 부위에는 식도가 보인다.

다음 사진은 갑상선을 세로 방향으로 찍은 것이다. 세로 방향은 횡단면과 수직인 방향으로, 종단면이라고 한다. 이때는 사진의 좌측이 머리 쪽(위쪽), 우측이 가슴 쪽(아래쪽)으로 보이게 찍는 것이 규칙이다.

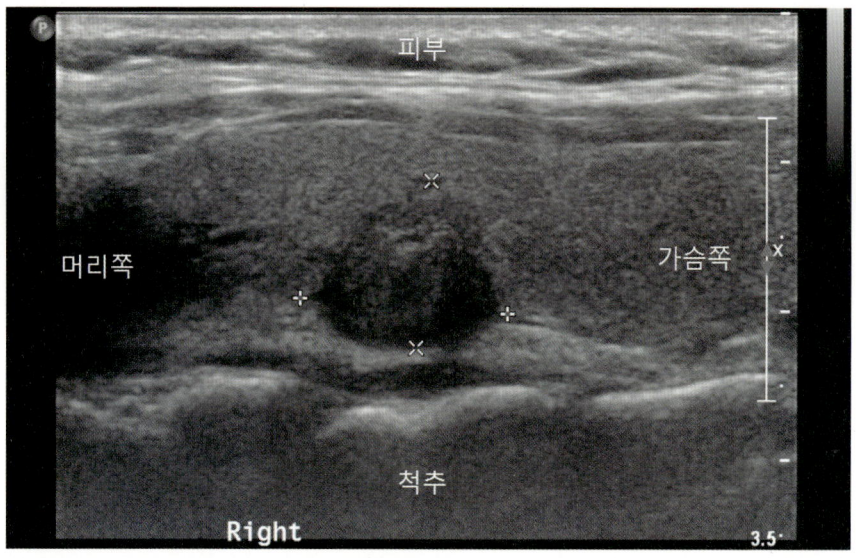

▲ [그림 2-5] 갑상선 초음파검사 사진(종단면)

가운데 검게 보이는 것(플러스와 엑스자로 표시된 것)이 갑상선 결절이다. 이 결절은 갑상선의 깊은 부위에 위치하고 있고 더 깊은 쪽으로 튀어 나와 있다. 갑상선의 안쪽으로 지나가는 성대 신경을 침범했을 수도 있는 소견이다. 실제로 이 환자의 갑상선 결절은 성대 신경을 침범하고 있었다.

    환자가 자신의 초음파검사 소견을 자세히 알고 분석할 필요는 없다. 그래도 저자는 짧은 외래 진료 시간을 쪼개서 초음파검사 사진을 보면서 설명한다. 대부분의 환자는 자신의 몸에서 발견된 이상 소견(갑상선 결절)을 직접 보고 싶어 하기 때문이다. 자세한 설명은 막연한 불안감을 없애는 데 도움이 된다. 또 환자가 갑상선 결절의 상태를 조금이나마 이해하면 치료에 대해 설명하기 쉬워진다. 갑상선 결절이 오른쪽 엽에 있는지 왼쪽 엽에 있는지, 결절이 몇 개인지, 크기가 얼마나 큰지, 모양은 어떤지, 위치는 어딘지, 혹시 갑상선 주변을 침범하고 있는지 등을 보여준다. 이런 소견들은 치료를 선택하는 데 필요하다. 특히 수술 여부나 수술 범위의 선택에 있어 중요하다.

다양한 초음파검사 소견

아래 사진들은 다양한 모양의 갑상선 결절을 보여주는데, 모양만으로 암인지 아닌지 정확하게 알 수는 없다. 대체로 갑상선 음영보다 더 검고, 가로보다 세로 길이가 길고, 경계가 매끈하지 않고, 하얀 점(석회화)이 보이면 암일 확률이 높다고 판단한다.

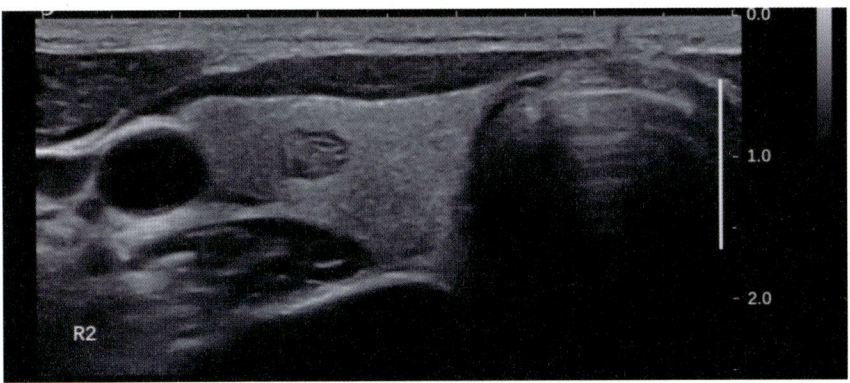

▲ [그림 2-6] 갑상선 결절의 초음파검사 사진(횡단면)
우측 갑상선에 작은 결절이 있다. 암일 가능성이 거의 없는 소견이다.

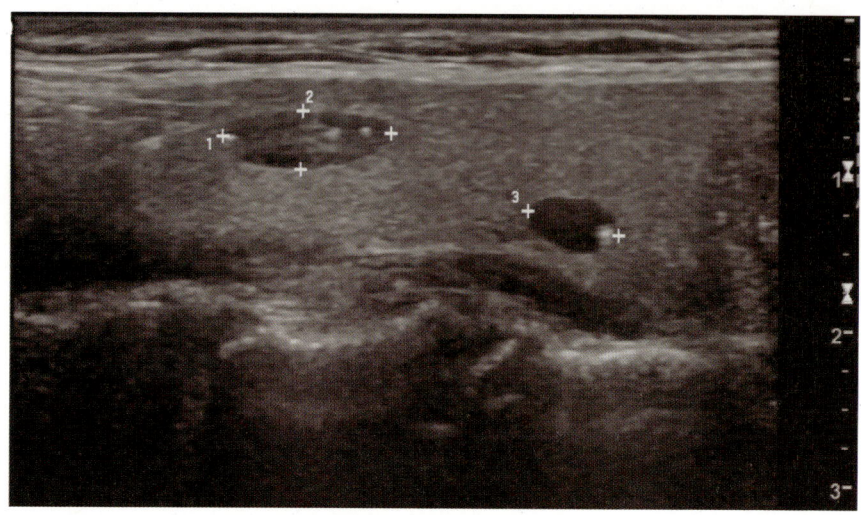

▲ [그림 2-7] 갑상선 결절의 초음파검사 사진(종단면)

2개의 작은 결절이 보인다. 둘 다 물혹(액체 성분이 들어 있는 혹)으로 생각되는 소견으로, 암일 가능성이 거의 없는 소견이다.

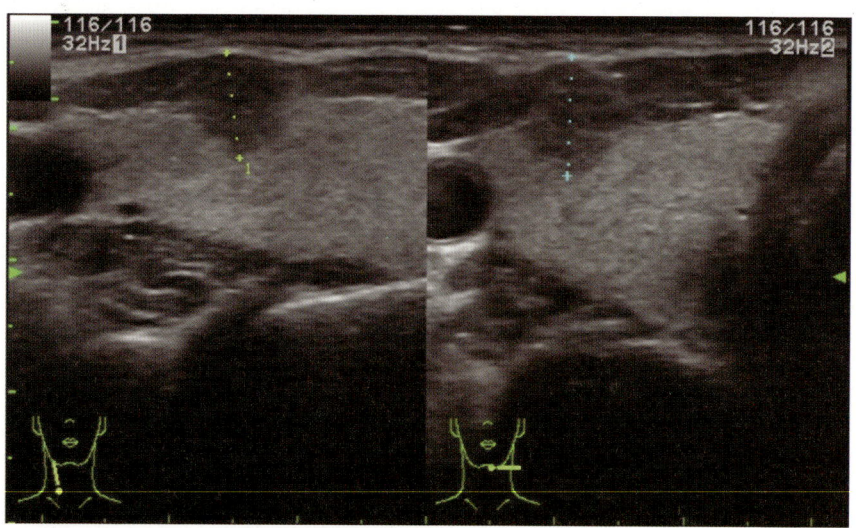

▲ [그림 2-8] 갑상선 결절의 초음파검사 사진

두 장을 찍어서 나란히 붙여 놓았다. 좌측은 종단면 사진이고 우측 사진은 횡단면 사진인데, 우측 갑상선을 찍은 것이다. 우측 갑상선에 갑상선 밖으로 튀어 나온 결절이 있다. 갑상선 암일 가능성이 매우 높은 소견이고, 갑상선 앞에 있는 근육을 침범했을 것으로 생각된다.

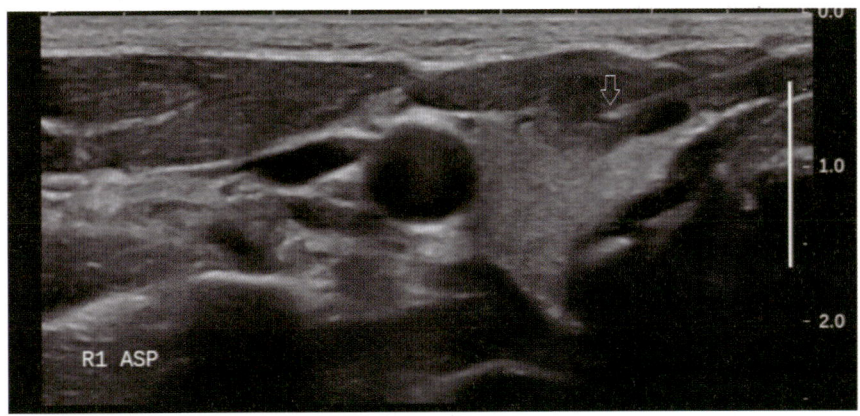

▲ [그림 2-9] 갑상선 결절의 초음파검사 사진

[그림 2-8]과 같은 환자의 사진으로, 초음파 유도하 세침흡인 세포검사를 시행하는 장면이다. 화살표로 가리키는 부분이 갑상선 결절 안으로 들어간 바늘의 끝이다. 세침흡인 세포검사는 다음 장에서 자세히 소개한다.

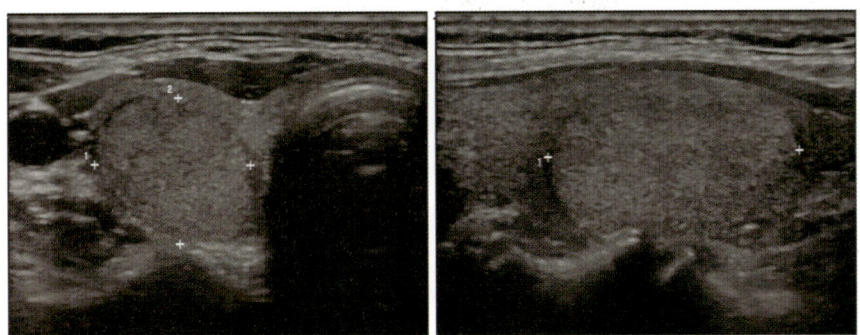

▲ [그림 2-10] 갑상선 결절의 초음파검사 사진(갑상선 우엽 결절의 횡단면 사진(좌)과 종단면 사진(우)

우측 갑상선에 생긴 상당히 큰 결절인데, 악일 확률이 많이 높지는 않은 소견이나, 초음파 유도하 중심생검 검사에서는 여포성 종양으로 나왔다. 여포성 종양인 경우에 암 확진은 수술로만 가능하다. 관련 내용은 다음 장에서 소개한다.

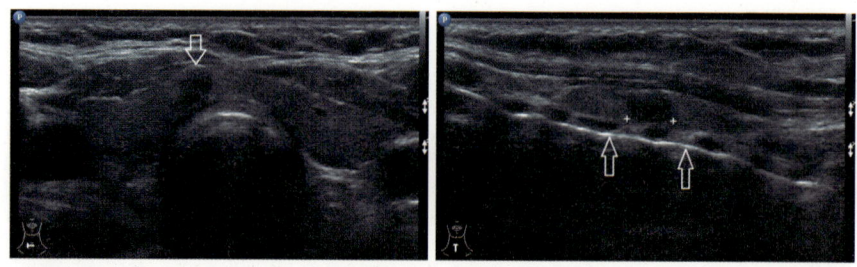

▲ [그림 2-11] 갑상선 결절의 초음파검사 사진(갑상선 협부 우측 결절의 횡단면(좌) 및 종단면(우)

협부의 우측에 생긴 작은 결절로 갑상선암일 확률이 높은 소견이다. 갑상선 피막은 유지되고 있어 주변 근육 침범은 없을 것으로 생각된다. 좌측의 화살표는 갑상선 결절을 표시하고, 우측의 화살표는 기관의 안쪽 면을 나타낸다.

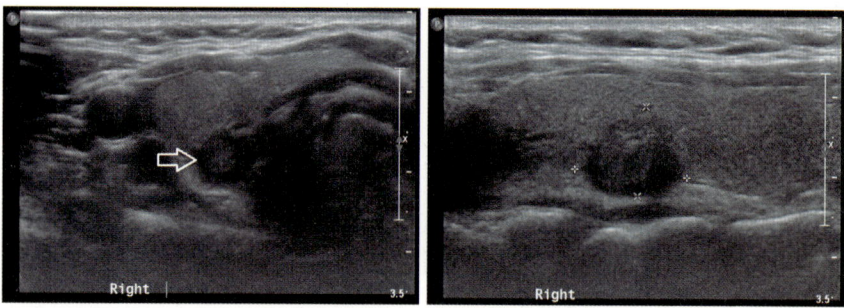

▲ [그림 2-12] 갑상선 결절의 초음파검사 사진(우측 갑상선 결절의 횡단면(좌) 및 종단면(우) 사진

갑상선 결절(화살표)의 생긴 모습으로 보아, 암일 가능성이 높은 소견이다. 결절이 갑상선 뒤쪽, 특히 기관 연골과의 사이로 튀어 나와 있어 성대 신경을 침범했을 가능성이 높다.

🐾 CT, MRI, PET-CT 검사는 언제 하는가?

갑상선 결절을 관찰하는 데는 갑상선 초음파검사가 가장 좋지만, 간혹 CT나 PET-CT 검사에 대해 궁금해 하는 분들이 있다.

CT(컴퓨터단층촬영) 검사는 갑상선 결절 진단에는 별로 도움이 되지 않는다. 작은 갑상선 결절은 CT에서 잘 보이지 않는 경우도 흔하다. CT는 갑상선암이 의심되는 환자에서 림프절 전이를 관찰하고자 할 때 유용하다. 그래서 갑상선암 수술 전에 찍는 경우가 많다. 갑상선 결절의 크기가 매우 크거나 주변 침범이 의심될 때는 그 범위를 알기 위해 CT검사를 한다. 이를 통해 3차원적인 위치, 모양 등을 확인할 수 있다.

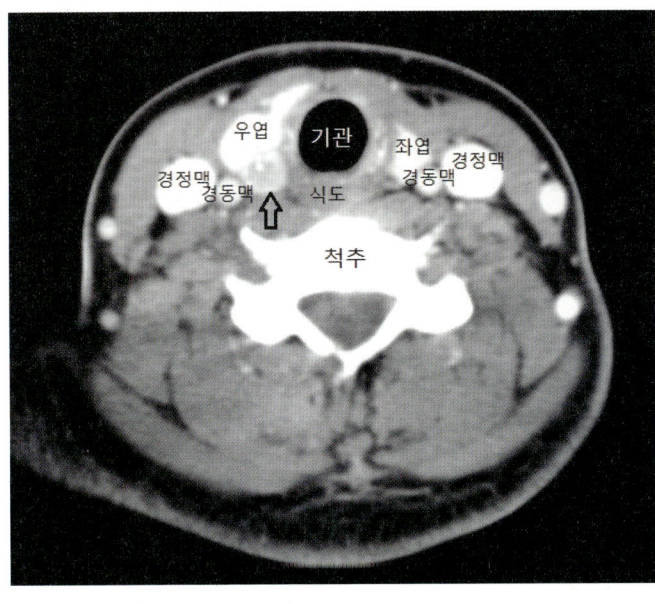

◀ [그림 2-13]
갑상선 CT 사진

[그림 2-12] 환자의 갑상선 우엽 결절을 CT로 확인한 것이다. 화살표가 가리키는 것이 결절인데, 성대 신경 침범을 의심해야 하는 위치다. 림프절의 이상 소견은 없다.

MRI(자기공명영상) 검사는 일반적으로 갑상선암의 진단과 치료에 크게 도움이 되지 않는다. 다만 기관이나 식도 침범이 의심될 때는 수술 계획을 세우는 데 도움이 될 수 있다. 다른 목적으로 촬영한 MRI에서 갑상선 결절이 보이면 갑상선 초음파검사를 권하게 된다.

PET(양전자방출단층촬영) 검사는 모양을 보는 CT나 MRI와는 달리 포도당 대사의 비정상적인 활성을 보는 검사이다. 암뿐만 아니라 염증이 있는 경우에도 PET 검사에서 비정상적인 활성을 보일 수 있다. PET 단독으로는 해부학적인 위치를 알아보기 힘들어 CT나 MRI와 융합하여 검사하는 경우가 많은데, PET-CT 검사 혹은 PET-MRI 검사라고 한다. 일반적인 갑상선암은 포도당 대사의 비정상적인 활성을 보이지 않아 상당히 커져도 PET-CT에서 관찰되지 않는 경우가 더 많다. 그래서 갑상선암을 처음 진단할 때는 이 검사가 별로 도움이 되지 않는다. 다만 갑상선암이 예후가 좋지 않은 종류일 때는 PET-CT에서 관찰될 수 있다. 갑상선암이 많이 진행된 경우나 원격 전이(주. 갑상선 주변이나 목의 림프절보다 더 멀리 폐나 뼈로 퍼진 경우)가 의심되는 경우에는 PET-CT 검사가 도움이 된다.

가끔 다른 이유로 촬영한 PET-CT 혹은 PET-MRI에서 갑상선 부위의 비정상적인 활성이 보여, 확인을 위해 이비인후과로 의뢰가 오기도 한다. 갑상선에 보이는 비정상적인 활성이 갑상선 전체 혹은 한쪽 엽에 전반적으로 퍼져 있는 경우('광범위' 혹은 '미만성'이라고 한다)와 갑상선 일부에 국한되어 보이는 경우('국소적'이라고 한다)가 있다. 광범위한 활성은 갑상선염의 소견인 경우가 대부분이다. 그래도 갑상선 초음파 검사로 결절이 없는지 확인하는 것이 좋다. 국소적인 활성은 대개 갑상선 초음파검사에서 갑상선 결절을 보이고, 대략 35%에서 갑상선암으로 진단된다는 통계가 있다. 초음파검사에서 결절이 있으면, 크기와 모양 등에 따라 세침흡인 세포검사를 하거나, 정기적으로 초음파검사를 하면서 지켜보기도 한다. 세침흡인 세포검사는 다음 장에서 자세히 설명한다.

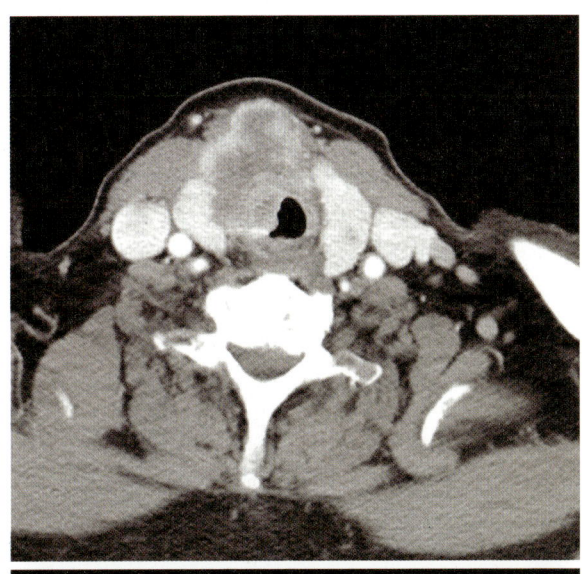

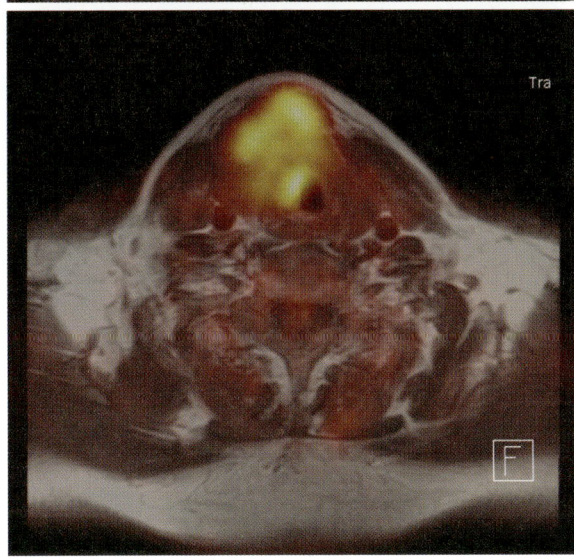

◀ [그림 2-14]
기도를 침범한 갑상선암의 CT검사(상) 및 PET-MRI검사(하) 소견

우측 갑상선에서 생긴 암이 밖으로 많이 튀어 나와 있는 동시에, 기도(숨길) 안으로 침습해 들어 온 것을 볼 수 있다. PET-MRI 혹은 PET-CT는 이런 진행성 갑상선암 환자에서 원격 전이 등 전체적인 병의 범위를 확인하는데 도움이 된다.

제3장

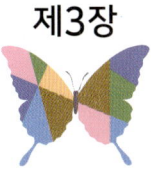

세침흡인 세포검사 결과의 이해

"지금 가지고 오신 검사 결과지를 보니, 이번에 받으셨던 세침흡인 세포검사에서 갑상선암이 의심되는 소견이 있습니다."

"의심된다니, 무슨 뜻인가요? 갑상선암이니까 수술하라고 들었는데, 확진이 아닌가요?"

"환자분께서 가지고 오신 것은 '세포검사'라는 검사의 결과입니다. 세포검사로는 암을 확진할 수 없습니다.

암은 수술로 떼어낸 조직을 가지고 시행하는 '조직검사'를 해야 확진할 수 있습니다. 조직검사를 할 때는 갑상선 결절과 그것을 싸고 있는 정상 갑상선 조직을 통째로 얇게 자른 다음, 현미경으로 관찰합니다. 결절의 전체적인 모양은 어떤지, 각각의 세포 모양은 어떤지, 주변 침범 소견이 있는지 종합적으로 검토해서 암 확진 진단을 내리게 됩니다.

그에 비해 세포검사는 세포의 모양을 보는 검사입니다. 전체적인 구조, 주변 조직의 침범 소견 등은 볼 수가 없어서 진단에 한계가 있습니다. 갑상선암 세포는 모양이 특징적인 경우가 많아서 세포검사로도 상당히 정확하게 진단되기도 합니다만, 확진이라고 할 수는 없습니다. 가는 바늘로 찔러서 빼낸다고 하여 세침흡인 세포검사라고 합니다. 대개 갑상선 결절의 위치를 정확하게 보고 세포를 잘 빼내기 위해 초음파검사를 보면서 시행하는데, 초음파 유도 검사라고 부릅니다."

"암이 확진된 것도 아닌데, 꼭 수술을 해야 하나요?"

"세포검사의 의미는 암 확진 가능성을 평가해서 수술이 필요한지 여부를 판단하는 것입니다. 갑상선 결절 중에 최종적으로 암으로 진단되는 경우는 5% 내지 10%라고 알려져 있습니다. 그러니 갑상선 결절이 있는 모든 환자를 수술하면, 90% 이상의 환자는 암도 아닌데 수술하는 상황이 되는 것입니다. 세포검사를 해서, 갑상선 결절이 암일 가능성이 높으면 수술을 권하고 있습니다. 현재로서는 이렇게 수술 여부를 결정하는 것이 가장 합리적이고 적절합니다.

검사 방법의 한계로 수술 후에 최종적으로 암이 아니라고 나오는, 다소 억울한 경우도 간혹 생깁니다만, 그래도 암으로 의심되던 것이 암이 아닌 것으로 밝혀지면 더 다행이지 않을까요?"

세침흡인 세포검사는 어떤 검사인가?

초음파검사에서 갑상선에 있는 혹(갑상선 결절)을 발견하면, 그 결절의 모양, 크기 등을 평가해서 추가적인 정밀 검사를 하게 된다. 여기서 추가 검사는 세침흡인 세포검사(Fine Needle Aspiration Cytology)를 말한다. 가는 주사바늘을 이용하여 갑상선 결절의 세포를 빼내서 검사하는 것이다. 보통 혈액검사를 할 때 채혈하는 주사기의 가는 주사바늘을 사용하므로 통증이 거의 없고 안전하고 쉽게 할 수 있다. 갑상선 결절에 대해 정확하게 검사하기 위해 대부분 초음파검사로 결절을 보면서 시행한다. 주사바늘을 결절에 찌른 후, 주사기를 앞뒤로 움직여 세포를 떼어낸다. 결절의 성질에 따라 세포가 잘 나와서 진단이 쉽게 되기도 하고, 애매하거나 진단이 잘 되지 않는 경우도 있다. 합병증은 거의 없는데, 드물게 출혈이 생기는 경우가 있다. 또 시술 후 1-2주 정도 경미한 통증, 불편감이 지속되는 경우도 있다.

갑상선 초음파검사 후 추가 검사를 하는 것은 발견된 갑상선 결절이 암인지 아닌지 알고자 하는 것이다. 갑상선암 '확진'은 수술로 제거한 조직에 대해 시행하는 '조직검사'(혹은 '조직병리검사')를 통해 할 수 있다. 그렇다고 갑상선 결절이 발견되면 모두 수술할 수는 없는 노릇이다. 왜냐하면 갑상선 결절 중에 최종적으로 암으로 진단되는 것은 5% 내지 10% 밖에 되지 않기 때문이다. 그래서 개발된 것이 세포검사이다. 세포검사로 갑상선암을 확진할 수는 없지만, 어떤 암이 얼마나 의심되는지 알려주는 상당히 정확한 검사라고 이해하면 좋겠다.

세침흡인 세포검사는 언제 하는가?

갑상선 초음파검사를 해서 발견된 갑상선 결절은 모두 찔러서 세포검사를 해야 할까? 갑상선 결절이 암으로 의심되면 다 찔러 봐야 할까? 아니면 어떤 경우에 세포검사를 하는 게 좋을까?

갑상선 초음파 검진을 통해 발견되는 모든 갑상선 결절을 찔러서 검사할 필요는 없다. 앞서 제1장에서 언급한 것과 같이, 갑상선암은 과잉 진단, 과잉 치료 논란이 있다. 저자는 과잉 진단이 문제가 아니라 과잉 치료가 문제라고 주장했다. 모든 갑상선암을 수술로 제거하는 것은 과잉 치료에 해당한다. 사망률이 1% 정도 밖에 안 되니 선별적으로 수술하는 것이 바람직하다. 그래서 갑상선암 초음파 검진은 하되, 발견된 갑상선암을 모두 수술해서 제거하지 말고 선별할 필요가 있다고 했다. 초음파검사에서 갑상선 결절이 발견되면, 곧바로 다음 단계 검사인 세포검사를 하고 치료(수술)를 하는데, 그렇게 하지 말자는 말이다.

예를 들어, 작은 갑상선 결절이 발견되었다. 암일 수도 있고 아닐 수도 있다. 만약 암이 확실하다 하더라도 크기가 작고 다른 이상 소견이 없어서 지금 수술할 필요는 없겠다는 판단이 선다. 그렇다면 이 갑상선 결절이 암인지 아닌지는 별로 중요하지 않다. 즉, 세포검사를 지금 할 이유가 없다. 초음파검사를 정기적으로 하면서 결절이 더 크게 자라지 않는지 지켜보기는 해야 한다.

이상적으로는, 초음파검사로 발견한 갑상선 결절이 '수술이 필요한' 갑상선암으로 의심될 때만 세포검사를 하면 된다. 다시 말해, '치료'를 해야겠다는 판단이 서지 않으면 무턱대고 검사를 진행할 필요가 없다. 의사가 환자와 이 점에 대해 먼저 상담하고 검사를 진행하는 것이 바람직하다.

현실에서는 이것이 쉽지 않다. 우선, 수술의 필요성을 판단하는 절대적인 기준이 없어, 의사들마다 견해가 다르고, 조금씩 다르게 진료한다. 그렇다 보니, 환자들도 어떤 견해에 따를 지 정하지 못하고 우왕좌왕 한다. 이 병원에서는 작아서 세포검사를 하지 말자고 했는데, 불안한 마음에 찾아간 다른 병원에서는 불안해 하는 환자를 설득하지 못해 검사를 해 준다. 그렇게 암으로 진단 받으면 그냥 내버려 둘 수 없어 수술까지 하게 된다. 또 갑상선암 초음파검사를 받는 분들(아직은 환자가 아닌 분들)도 갑상선암에 대한 지식이나 정보가 전혀 없으면, 짧은 진료 시간 동안 갑상선암의 모든 것을 설명하고 추가 검사를 진행할지 말지 선택하도록 하는 것은 불가능하다. 갑상선암의 일반적인 성장, 전이, 재발 등을 모두 설명한다 해도, 그 자리에서 "갑상선암이 많이 의심되는데, 크기가 작으니까 더 이상 검사하지 말고 지켜봅시다."라고 하면 이해하실 분은 거의 없다. 그래서 초음파검사를 받으러 병원에 오신 분 혹은 환자가 먼저 "이거 세포검사를 지금 꼭 해야하나요?"라고 묻기 전에는, 의사가 먼저 "세포검사는 지금 하지 말고 6개월 후에 초음파검사를 한번 더 해 보고 결정합시다."라고 말하는 것은 거의 불가능하다. 그래도 최근 점점 더 많은 환자들이 작은 갑상선암을 수술하지 않고 지켜보고 싶어 하는 것은 다행스러운

일이다. 앞으로 좀더 많은 의사와 환자가 공감대를 형성하면, 세포검사를 하기 전 단계에서 멈추고 지켜보기를 원하는 경우가 더 늘어날 것으로 생각한다.

갑상선암도 암이기 때문에 수술이 꼭 필요한 심각한 상황으로 진단되는 환자들이 있다. 갑상선 결절이 갑상선 주변을 침범하고 있거나 림프절에서 갑상선암 세포가 발견되는 경우, 즉 전이가 있는 경우에는 상당히 진행한 갑상선암이다. 이런 경우에는 세포검사를 바로 하고 수술해야 한다.

그러나 갑상선 결절이 갑상선 속에만 국한되어 있는 경우에는 논란이 있다. 아무래도 크기가 작으면 그 결절이 암이라 하더라도 덜 위험할 것이다. 예전에는 5mm라는 기준이 있었다. 5mm가 넘는 갑상선 결절에 대해서만 검사하고 수술하자는 것이었다. 이제는 대부분 국가의 학회에서 기준을 1cm로 설정하였다. 전세계적으로 과잉 진단, 과잉 치료 논란이 있기 때문이다. 5mm를 기준으로 검사하고 수술하는 것에 비해 1cm까지 기다렸다가 수술하면, 갑상선암이 진행하여 피해를 보는 환자가 많지는 않더라도 분명히 있을 것이다. 그렇지만 그 숫자에 비해 불필요한 수술을 피하게 되는 환자가 훨씬 많기 때문에 기준을 높인 것이다.

5mm나 1cm가 과학적인 근거에 의해 정해진 기준은 아니다. 물론 법적인 기준도 아니고, 1cm 기준을 따르는 것이 모든 사람에게 최고의 선택이라고 말할 수도 없다. 그러나 더 좋은 기준이나 검사 방법

을 개발하기 전까지는 5mm보다는 1cm 기준을 따르는 것이 과잉 치료를 피할 더 좋은 방법이라고 생각한다.

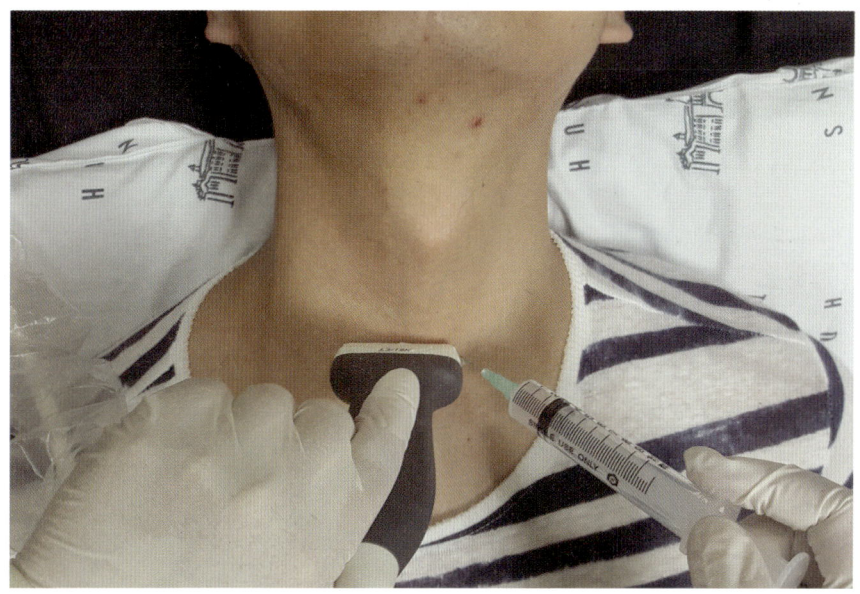

▲ [그림 3-1] 세침흡인검사를 하는 모습

세침흡인 세포검사의 결과와 해석

　세침흡인 세포검사는 수술로 떼어낸 조직을 전체적으로 검사하는 조직검사에 비해, 세포 모양만 검사하기 때문에 한계가 있다. 갑상선암의 여러 종류 중 가장 흔한 유두암은 세포검사로 상당히 정확하게 예측할 수 있지만, 확진이라고 말할 수는 없다. 세포 모양을 보는 세포검사는 조직검사에 비해, 검사를 판독하는 병리과 의사에 따라 결과가 다르게 나오는 경우가 종종 있다. 같은 병원에 있는 병리과 의사들의 판독 결과를 분석해도 차이가 있다. 세포의 모양과 상태를 표현하는 방식도 의사마다 달라, 예전에는 세포검사 보고서의 표현도 매우 다양했다. 그래서 병리과 의사와 수술하는 의사 사이의 의사소통에 문제가 있었고, 다른 병원에 있는 의사와는 그 문제가 더 심각했다. 이에 미국 국립암연구소는 세포검사의 결과에 대한 용어를 통일하기 위해 컨퍼런스를 개최했다. 이것이 2009년 미국임상병리학회지에 발표된 '베데스다 시스템'이다. (주. 베데스다는 미국 국립암연구소와 국립보건연구원이 있는 도시의 이름) 최근에는 국내외 대부분의 검사기관에서 이것에 준해서 결과를 보고하고 있다.

    베데스다 시스템은 세포검사의 결과를 크게 6개의 범주(카테고리)로 분류하고, 각각의 범주가 최종적으로 조직검사를 통해 암으로 진단될 확률을 제시하고 있다. 또한 각각의 세포검사 결과에 대한 일반적인 치료 혹은 처치에 대해서도 안내하고 있다. 여기에 나와 있는 일반적인 치료는 2009년을 기준으로 하는 것이기 때문에 그냥 참고만 하시기 바란다.

〈표 3-1〉 갑상선 결절의 세포검사 결과 보고를 위한 베데스다 시스템

진단 범주	악성일 확률(%)	일반적인 치료*
비진단적 혹은 불충분 (Nondiagnostic or Unsatisfactory)	1-4	세침흡인 세포검사 재시행
양성(Benign)	0-3	경과 관찰
비정형 (Atypia of Undetermined Significance or Follicular Lesion of Undetermined Significance)	~5-15	세침흡인 세포검사 재시행
여포성 종양 혹은 여포성 종양 의심 (Follicular Neoplasm or Suspicious for a Follicular Neoplasm)	15-30	수술(갑상선 엽절제)
악성 의심 (Suspicious for Malignancy)	60-75	수술(갑상선 전절제 혹은 엽절제)
악성(Malignant)	97-99	수술(갑상선 전절제)

* 임상 소견 혹은 초음파검사 소견에 따라 다를 수 있음. (2009년 기준)

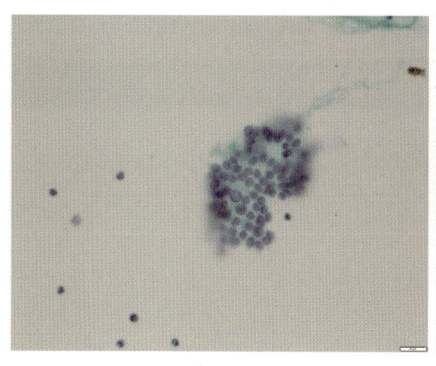 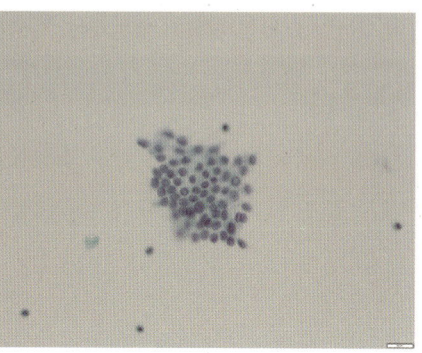

▲ [그림 3-2] 세침흡인 세포검사 소견
같은 환자에서 나온 두 개의 세포 덩어리로, 전형적인 유두암 세포 모양을 보여 세포검사에서 '악성'으로 진단되었다. 수술 후 조직검사를 통해 최종적으로 '갑상선 유두암'으로 진단되었다. (서울대학교병원 병리과 원재경 교수 제공)

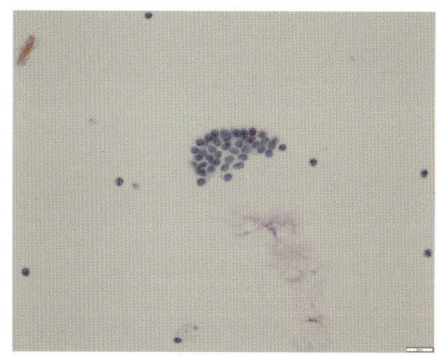

◀ [그림 3-3] 세침흡인 세포검사 소견
세포의 모양이 아주 전형적인 유두암의 모양은 아니지만 가능성이 높아 '악성 의심'으로 보고 되었다. 수술 후 조직검사를 통해 최종적으로 '갑상선 유두암'으로 진단되었다. (서울대학교병원 병리과 원재경 교수 제공)

세포의 모양을 다양하게 표현하여 진단하던 시절에 비해 6개의 범주로 진단하게 되면서 치료를 선택하는 것이 훨씬 편해졌다. 그렇지만 어떤 모양일 때 어떤 범주로 진단하는지 항상 일정하지는 않다. 병리과 의사마다 다를 수 있고, 한 사람의 병리과 의사도 시간이 지남에 따라 진단 결과가 조금씩 바뀔 수 있다. 그래서 각 범주에서 악성일 확률, 즉 수술 후 최종적으로 갑상선암으로 확진 받을 확률도 병리과 의사마다 조금씩 다르다. 그렇게 다른 것이 세포검사의 한계이지만, 다르다고 틀린 것은 아니다.

각 범주에서 일반적인 치료 방침도 베데스다 시스템이 발표된 2009년에 비해 조금씩 변하고 있다. 세포검사에서 '비정형'으로 나온 경우 세침검사를 반복하는 것을 권유하였는데, 최근에는 세침검사를 반복하는 것보다 '중심생검'이라는 조금 다른 방법을 사용할 경우 진단율이 높아진다는 연구들이 있다. 서울대학교병원에서는 세포검사에서 비정형으로 나온 경우에는 대개 다음 검사로 중심생검을 시행하고 있다. 2차 검사에도 비정형으로 나오는 경우에는 초음파검사 소견에 따라 수술(갑상선 엽절제술)을 권하기도 한다.

2009년에만 해도, 세포검사에서 '악성'으로 나오면 갑상선을 전부 절제하는 것이 일반적인 치료법이었다. 이에 대해서는 최근 많은 변화가 있었고, 이 책의 다른 부분에서 다루도록 하겠다(제5장 및 제6장 참조).

중심생검(총생검)이란?

갑상선 결절이 암인지 아닌지 알기 위해, 정확하게는 암일 가능성이 얼마나 되는지 확인하기 위해 일차적으로 하는 검사는 초음파 유도 세침흡인 세포검사다. 세침흡인 세포검사가 수술로 조직을 확인하는 것보다 쉽고 안전하며, 불필요한 수술을 줄일 수 있다. 이 검사는 갑상선암에 대한 진단율도 상당히 높아 신뢰도가 높고 유용하다.

그런데 약 10% 내지 20%의 환자에서는 세포검사로 정확한 결과를 얻지 못한다. 이 경우에 세포검사를 반복하거나 진단 목적으로 수술을 하기도 한다. 최근에는 중심생검(core needle biopsy, 혹은 총생검 gun biopsy)이라는 방법이 개발되어 불필요한 수술을 줄이는 데 도움을 주고 있다.

세침흡인검사에서 세침은 가는 바늘을 말하는데, 대략 0.7-0.8mm 두께의 바늘을 사용한다. 이에 비해 중심생검은 두께가 두 배 정도 굵은 바늘(1.3-1.6mm)을 이용한다. 세침흡인검사는 결절에 찔러 넣은 주사기 바늘을 앞뒤로 움직이면서 조직을 긁어 떨어져 나온 세포를 채취하는 데 비해, 중심 생검은 총처럼 생긴 특수한 장비를 이용하여 어느 정도 두께가 있는 조직을 잘라내는 방식으로 조직을 채취한다.

세침검사가 예민한 검사이고 더 안전한 검사이기 때문에, 중심생검이 세침흡인 세포검사를 완전히 대체하지는 못하겠지만, 1차 세침흡인검사에서 진단이 나오지 않은 경우에는 수술 전에 한번 더 해볼 수 있는 좋은 검사 방법이다.

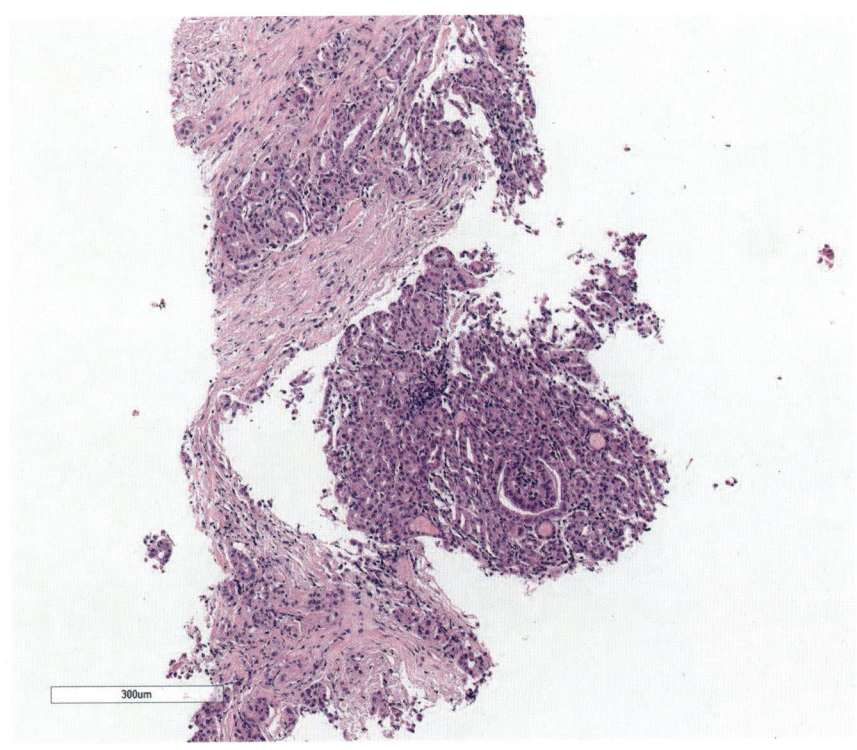

▲ **[그림 3-4] 갑상선 유두암의 중심생검 소견**
중심생검을 시행하면 작은 조직 덩어리에 대한 조직 검사 소견을 얻을 수 있다. (서울대학교병원 병리과 원재경 교수 제공)

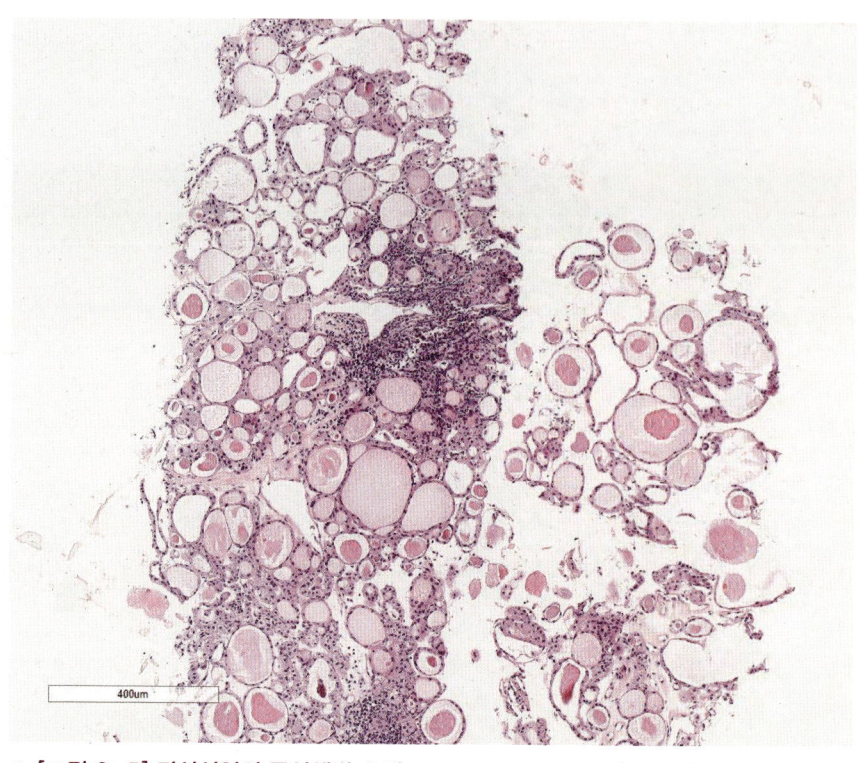

▲ [그림 3-5] 갑상선염의 중심생검 소견

앞 사진의 갑상선암과는 다른 갑상선염의 소견이다. (서울대학교병원 병리과 원재경 교수 제공)

PART 2

"갑상선암이라는데 어떻게 해야 하나?"

갑상선암(의심)을 진단 받은 분께

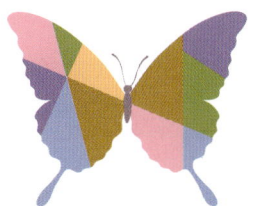

제4장 암의 성장, 전이, 재발의 이해

제5장 갑상선암은 꼭 수술해야 하는가?

제4장

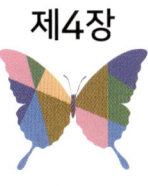

암의 성장, 전이, 재발의 이해

"갑상선 초음파검사에서 갑상선 결절이 여러 개 발견되었네요. 그래서 세포검사를 하고 오셨군요."

"네, 4개가 있다고 하셨는데, 이번에는 2군데만 바늘로 찌르는 검사를 해 주셨어요."

"4개 중 크기가 크고 모양이 좋지 않아 보이는 것들에 대해서만 초음파 유도 세침흡인 세포검사를 시행한 것입니다."

"결과가 어떻게 나왔나요?"

"오른쪽 갑상선에 있는 25mm 짜리는 다행히 '양성종양'으로 나왔습니다."

"양성이면 나쁜 것 아닌가요? 음성이 더 좋은 것 아닌가요?"

"양성종양은 암이 아닌 종양을 말합니다."

"아~ 네~"

"왼쪽 갑상선에 있는 12mm 짜리 결절에서는 '갑상선암'이 매우 의심되는 것으로 나왔습니다."

"제 갑상선암은 악성인가요?"

"갑상선암의 암은 악성종양을 의미합니다. 아마 환자분께서는 암 중에서도 악성도가 높은 암인지 아닌지 궁금해 하시는 것 같습니다. 이번 검사 소견으로는 갑상선 유두암이 의심됩니다. 갑상선 유두암은 갑상선암 중 가장 흔한 종류이고, 악성도가 낮은 암이니 너무 걱정하지 않으셔도 됩니다."

양성종양과 악성종양은 어떻게 다른가?

진료실에 자주 접하는 대화 중 한 장면이다. '암'과 '암이 아닌 것'에 대해서는 어느 정도 이해를 하지만, '양성종양'이라는 용어는 생소해 하는 분들이 의외로 많다. 사전적으로 양성은 두 가지 의미가 있다. 우선 양성종양에서의 양성良性은 '1 어질고 착한 성질, 2 〈의학〉 어떤 병의 낫기 쉬운 상태나 성질. 특히 종양의 경우에 수술로 완치될 수 있는 상태를 이른다'라고 기술되어 있다(출처: 네이버 사전). 또다른 양성陽性은 '1 양(陽)의 성질, 적극적이고 활동적인 성질을 이른다, 2 볕을 좋아하는 성질, 3 〈의학〉=양성 반응, 4 〈화학〉 (이하 생략)'이다. 양성 반응의 반대말은 음성 반응(陰性反應)이다.

검사에서 양성이거나 반응이 양성이면 좋지 않은 경우가 많아서 양성이라고 하면 좋지 않은 의미로 받아들이는 경우가 많다. 그렇지만 양성종양의 양성은 그 반대말인 악성종양에 비해 좋다는 의미이다.

그러면 양성종양과 악성종양은 어떻게 다른가? 우선 종양(腫瘍, tumor)이라는 것은 몸 속의 세포가 비정상적으로 과잉 증식 혹은 발육한 상태를 말한다. 양성종양(良性腫瘍, benign tumor)은 성장 속도가 완만하고 주변 침범이나 전이를 일으키지 않는 종양을 말한다. 대표적으로 지방종, 섬유종이 있다. 악성종양(惡性腫瘍, malignant tumor, cancer)은 상대적으로 자라는 속도가 빠르고 주변 조직으로 침투해서 자라거나 다른 부위로 전이하면서 자라서 생명에 지장을 줄 수 있는 종양이다. 암(cancer)과 같은 의미이며, 암종, 육종, 백혈병, 림프종, 흑색종, 뇌종양 등으로 분류한다.

갑상선에 생긴 혹(종괴, 종양)은 갑상선 결절(thyroid nodule)이라고 부른다. 그래서 갑상선의 양성종양, 악성종양을 각각 양성결절(benign nodule), 악성결절(malignant nodule, 갑상선암)이라고도 부른다. 갑상선 결절의 90~95% 이상은 양성결절인데, 악성 결절과 달리 생명에 지장을 주지 않는다. 다만, 너무 크게 자라면 숨길을 압박하거나 미용적으로 보기 좋지 않을 수 있다.

〈표 4-1〉 갑상선 양성결절과 악성결절의 비교

갑상선 양성결절	- 생명에 거의 영향을 주지 않는다. - 주변 조직을 침범하지 않는다. - 몸의 다른 부위로 퍼져나가지 않는다. - 가끔 미용적, 기능적 문제를 일으킬 수 있다. - 제거할 필요가 없는 경우가 대부분이다.
갑상선 악성결절 (갑상선암)	- 가끔 생명을 위협할 수 있다. - 주위 조직이나 장기로 침범할 수 있다 - 몸의 다른 부위로 퍼져나갈 수 있다. - 기능적인 문제를 초래하는 경우가 종종 있다 - 대부분 잘 제거할 수 있지만, 종종 재발할 수 있다.

암세포의 성장(증식)과 전이의 이해

"선생님, 갑상선 안에만 1cm짜리 혹이 있고 초음파검사나 CT 검사에서 깨끗한데도, 수술 후에 재발할 수 있나요?"

"초음파검사나 CT 검사에서 이상이 발견되지 않는다고 해서, 몸에도 확실하게 이상이 없다고 단정할 수는 없습니다. 이미 우리가 알고 있는 갑상선 속 암 덩어리 말고도 검사에서 발견되지 않는 작은 크기의 미세한 암세포가 있을 수도 있다는 말이죠."

"그러면 PET-CT 같은 최신 검사나 혈액검사를 더 해서 찾아낼 수 없나요?"

"모든 검사는 각각의 한계가 있어서 모든 암 세포를 다 찾아

낼 수 있는 방법은 없습니다. 간단하게 이야기하면, 초음파검사나 CT검사는 암덩어리가 5mm 정도 크기로 자라기 전에는 찾아내기 어렵습니다. PET-CT 검사는 포도당 대사의 비정상적인 활성을 보는 검사인데, 일반적인 갑상선암은 포도당 대사에 문제가 없기 때문에 상당히 커져도 관찰되지 않습니다. 그리고 혈액검사로 갑상선암을 진단하는 방법은 아직 개발되지 않았습니다."

"그러면 눈에 띄지 않는 암세포에 대해 할 수 있는 것은 없나요?"

"먼저, 암 덩어리가 생겨서 자라고 전이되는 것에 대해 간략하게 말씀드리겠습니다."

암은 정상적이던 세포 1개가 유전자에 문제가 생긴 후 계속 자라게 되어 생긴다. 1개의 세포는 분열하여 2개, 4개, 8개, 16개, 이런 식으로 점차 숫자가 늘어난다. 지름이 1cm인 암덩어리에는 대략 10억 개의 암세포가 들어있다고 한다. 10억개는 1개의 세포가 31번 분열(2의 30승)했을 때의 숫자이다. 암이라는 것은 한 자리에서만 계속 머물러 있지 않는다. 다른 부위로 퍼져나가고, 생명 유지에 중요한 부위를 침범하면 목숨을 잃게 하는 성질이 있다.

암이 처음 생긴 부위를 '원발 부위'라고 하고, 암세포가 다른 부위로 퍼져나가는 것을 '전이'라고 한다. 전이가 진행되어 생명에 지장을 주는 부위를 침범하면 치명적이 될 수 있다. 그런데 이 전이가 언제 일어나는지 알 수 없다. 전이가 시작되면 암세포가 림프절이나 다른 부위에 정착해서 살게 될텐데, 한두 개씩 옮겨간 암세포를 찾아낼 방법은 전혀 없다. 새로운 부위에 정착한 암세포가 그 자리에서 분열하여, 다시 1개가 2개 되고, 4개, 8개, 이런 식으로 수 억개로 늘어나야 초음파검사나 CT검사에서 발견할 수 있게 된다. 그래서 검사에 나타나지 않는다고 전이가 없다고 확실하게 이야기할 수 없다.

암세포가 전이될 때는 대개 두 가지 경로를 따른다. 하나는 림프관을 타고 나가는 것이고, 하나는 혈관을 타고 나가는 것이다. 각각 림프성 전이, 혈관성 전이라고 부른다. 그 외에 드물게 신경을 타고 자라 나가는 경우도 있다. 암에 따라 성질이 좀 달라서, 어떤 암은 주로 림프관을 타고 전이되고, 어떤 암은 주로 혈관을 타고 전이된다. 림프관은 혈관과 달리 림프절이라고 하는 중간 정거장 같은 부위가 군데 군데 있다. 림프관 속으로 들어간 암세포는 암이 처음 생긴 부위와 가까운 곳에 있는 림프절에 잠시 머무를 수 있다. 그 림프절에서 암세포가 어느 정도 자라면, 다시 림프관으로 들어가 다음 림프절로 퍼져 나가는 특징이 있다. 그래서 림프성 전이를 하는 암의 초기에는 원발 부위와 주변 림프절을 수술로 제거하면 그것 만으로도 완치의 기회가 있다. 물론 수술로 모든 림프절을 제거할 수 없고 수술 범위도 무한정 넓게 할 수 없으므로, 수술 범위 밖의 림프절에 암세포가 미세하게 남아 있을 확률은 있다.

반면 혈관은 림프절과 같은 중간 정거장이 없다. 혈관성 전이를 잘 하는 암은 전이의 양상을 예측하기 힘들다. 원발 부위에서 멀리 떨어진 척추나 골반 같은 뼈, 폐, 그리고 뇌 같은 곳에서 전이암이 발견되기도 한다.

🚜 암의 재발에 대한 이해

암세포의 숫자가 아주 적으면, 그 암세포 혹은 작은 암세포 덩어리는 어떠한 검사를 해도 발견할 수 없다. 수술을 잘 해서 수술전 검사에서 알고 있던 암 덩어리를 모두 제거했다 하더라도, 검사에서 보이지 않을 정도로 작은 암세포 덩어리가 혹시 남아 있는지 알 수도 없

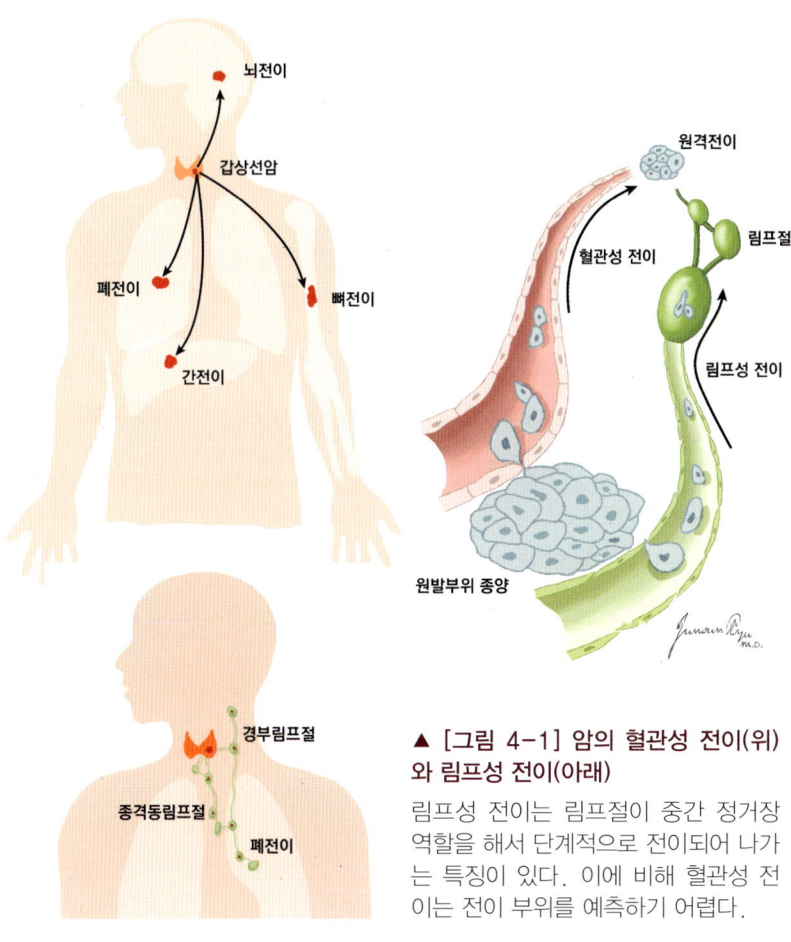

▲ [그림 4-1] 암의 혈관성 전이(위)와 림프성 전이(아래)

림프성 전이는 림프절이 중간 정거장 역할을 해서 단계적으로 전이되어 나가는 특징이 있다. 이에 비해 혈관성 전이는 전이 부위를 예측하기 어렵다.

제4장 암의 성장, 전이, 재발의 이해

고 찾아서 제거할 방법도 없다. 다시 말해, 눈에 띄지 않는 암세포, 검사에서 보이지 않는 암세포가 수술 후에도 남아 있을 수 있다는 이야기다. 수술을 비롯한 암치료 후에 눈에 띄지 않게 미세하게 남아 있을 수 있는 암세포를 '미세잔존암'이라고 한다.

암치료 후에 눈에 띄는 암세포가 없으면 일단 '병의 증거 없음'(NED, No evidence of disease)' 혹은 '무병 상태'라고 부른다. 무병 상태는 몸속에 암세포가 하나도 없는 상태라는 의미가 아니고, 암세포가 하나도 없을 수도 있고 검사에서 발견할 수 없는 미세잔존암이 남아 있을 수도 있는 상태다. 이 두 가지 상황을 구별할 수 있는 유일한 방법은 장기간 추적 관찰하는 것이다. 만약 미세잔존암이 남아 있다면, 추적 관찰하는 동안 미세잔존암 세포들이 계속 증식하여 크기가 커져서,

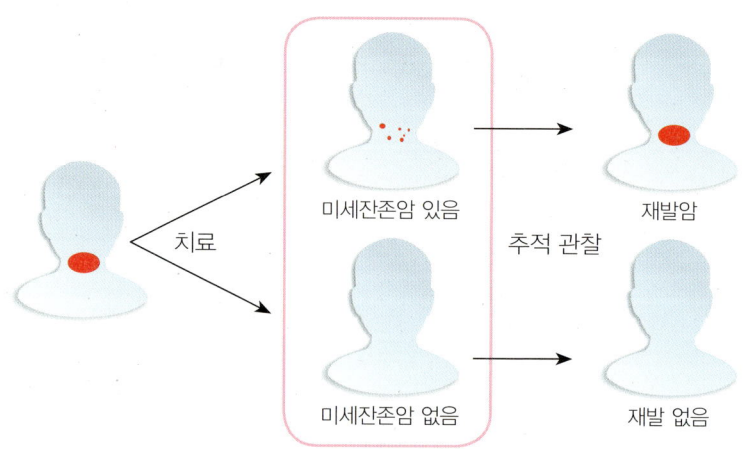

▲ [그림 4-2] 암 치료 후 재발에 대한 개념도

미세잔존암은 검사에서 발견되지 않아 수술로 제거할 수 없고, 수술 후 보조 치료 후에도 살아 남아 있을 가능성이 있는 암세포를 말한다. 암 치료 후 추적 관찰 기간 중 검사에서 이상이 없다는 것이 몸 속에 암세포가 하나도 없다는 의미는 아니다.

눈에 띄거나 혹은 검사에서 발견될 것이다. 이것을 '재발'이라고 한다. 재발은 암세포가 하나도 없이 모두 제거된 후에 다시 생기는 것이 아니다. 재발은 수술을 비롯한 암치료에도 불구하고 암세포가 하나라도 남아 있었기 때문에 생기는 것이다.

하나라도 남아 있는 암세포가 재발의 원인이면, 치료를 더 해서 모두 없애야 하지 않겠는가 걱정이 될 수 있다. 그렇지만 몸에 정말 한두 개 남아 있을지도 모르는 암세포는 존재 여부를 정확히 알 수 없다. 과연 재발해서 목숨에 지장을 줄 것인지 위험성도 알 수 없다. 따라서 무턱대고 온갖 치료를 다할 수는 없다. 마치 적이 있는지 없는지 모르는 마을에 대포를 마구 쏘는 것에 비유할 만하다. 그렇다고 마냥 지켜보기만 할 수도 없으니, 뭔가 판단의 근거가 필요하다.

수술 후 미세하게 남아 있을 수도 있는 암세포의 존재 가능성 혹은 위험성은 다음 두 가지를 가지고 추정한다. 우선 처음 진단되었을 때 초음파검사나 CT 검사 등으로 판단한 암의 진행 상태로서, '임상 병기'라 부른다. 또 수술로 떼어낸 조직을 가지고 검사한 암의 진행 상태로도 추정할 수 있는데, '병리학적 병기'라고 부른다. 수술을 시행한 경우에는 병리학적 병기가 중요하고, 수술을 아직 시행하지 않았거나 수술로 치료하지 않는 암일 경우에는 임상 병기로 판단한다.

이해를 돕기 위해 갑상선암이 아닌 다른 일반적인 암으로 먼저 설명해 보고자 한다. 보통 암은 수술, 방사선치료, 항암화학요법의 3가지 치료를 적절히 조합해서 치료한다. 예를 들어 구강암(주. 입 안에 생기는 암)의 경우에는 수술이 가장 중요한 치료라서 3가지 치료 중 수술을 먼저 시행한다. 물론 수술 전에 시행하는 다양한 검사를 분석해서 수술 범위를 정한다. 수술 후 떼어낸 조직을 검사해서 암의 특성과 진행 상태를 평가한다. 그 조직검사 소견으로 재발 위험이나 눈에 띄지 않게 암이 남아 있을 위험을 예측한다. 우리가 알 수 있는 소견으로 알 수 없는 상황을 예측하는 것이다. 미세잔존암이 있을 가능성, 즉 재발의 위험성이 높은지 낮은지에 따라 수술 후 보조치료를 할지 말지 결정한다.

미세잔존암이 남아 있을 가능성을 평가하는 절대적인 기준은 없다. 진단 당시의 암의 크기가 크면 작은 경우보다 그 위험성은 클 것이다. 진단 당시에 림프절 전이가 많이 있었으면 없는 경우보다 그 위험성이 클 것이다. 이런 소견들은 수술 전 병기(임상 병기; 1기, 2기, 3기, 4기)로 표시할 수 있다. 수술 소견에서도 제거한 조직의 잘라진 표면에 암덩어리가 노출되어 있으면, 암덩어리가 정상 조직으로 잘 둘러싸인 채 제거된 경우보다 재발 위험은 높다. 림프절 전이가 2개 이상 있으면 1개이거나 없는 경우보다 재발 위험이 높을 것이다. 현미경으로 검사했을 때 암세포가 암덩어리 안에 있는 혈관이나 림프관 속으로 침입해 있으면 그렇지 않은 경우보다 전이나 재발의 위험이 높을 것이다. 이런 소견의 일부는 병리학적 병기로 표현되는데, 병기에 반영되지 않지만 중요한 소견들도 있다. 이런 여러 소견들을 종합해서 재발의 위험성을 평가한다. 재발의 위험성이 낮다고 판단하면, 더 이상의 추가적인 치료 없이 관찰만 한다. 재발 가능성이 높다고 판단하면 그 위험성에 따라, 수술 후 보조치료로 방사선치료만 추가해서 시행하거나 방사선치료와 항암화학요법을 모두 시행한다.

갑상선암을 치료할 때도 수술이 가장 중요한 치료 방법이다. 수술 전 검사를 통해 암의 진행 정도를 추정하고 수술 범위를 정한다. 수술로 떼어낸 조직에 대해 조직검사를 하고, 그 소견에 따라 재발 위험성을 평가한다. 다만 갑상선암에서 재발을 줄이기 위한 보조치료는 다른 암과 크게 다르다. 갑상선암에만 특별히 시행하는 수술 후 보조치료로 방사성요오드치료라는 것이 있다. 일반적인 항암화학요법이나 방사선치료는 거의 쓰이지 않는다. 방사성요오드치료에 대해서는 뒤에 자세히 다룬다. (제9장. 갑상선암 수술 후 보조치료 참조)

갑상선암의 종류에는 어떤 것이 있나?

갑상선암은 크게, 유두암, 여포암, 수질암, 미분화암(역형성암)의 4가지로 나뉜다. 우리나라에서 갑상선암 환자가 급증하기 전에는 유두암이 약 90-95%로 가장 흔하고, 여포암 5-10%, 수질암 2-3%, 미분화암은 1-2% 정도로 알려져 있었다. 최근에는 그 가운데 유두암만 엄청나게 증가하여, 전체 갑상선암의 97% 이상이 유두암이다. (2012년 암 발병률 통계 기준) 갑상선 미분화암은 약 0.2%를 차지하는 매우 드문 암이다.

1. 갑상선 유두암

갑상선 유두암(papillary thyroid cancer)은 사람들이 "거북이암"이라고도 부르는 전형적인 갑상선암이다. 무슨 이야기인가 하면, 비교적 천천히 자라고 대개 치료가 잘 된다는 말이다. 예후가 좋다고 표현한다. 유두암이라는 이름은 조직검사를 했을 때 세포가 볼록볼록하게 배열된 모습이 젖꼭지 모양인 것에서 유래하였다. 유두암은 세포가 배열된 구조도 특이하지만, 세포 모양도 상당히 특이해 세침흡인 세포검사로 확인이 잘 되는 편이다.

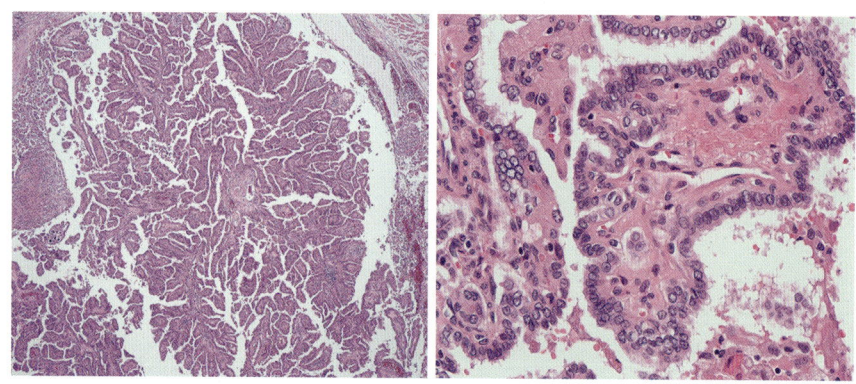

▲ [그림 4-3] 갑상선 유두암의 조직 검사 사진(좌, 저배율 사진; 우, 고배율 사진)
세포의 모양도 특이한데, 세포가 배열된 모양도 진단에 중요하다. (서울대학교병원 병리과 원재경 교수 제공)

갑상선 유두암이 천천히 자라고 예후가 좋기는 하지만, 암이라고 이름이 붙은 것은 암의 특징을 가지고 있기 때문이다. 크기가 커지면서 성대신경이나 기관, 식도, 후두 같은 주변 조직으로 침투해 들어가는 경우가 있다. 갑상선을 벗어나 전이를 하는데, 주로 림프성 전이를 하는 특징을 가지고 있다. 그래서 전이의 양상을 어느 정도 예측할 수 있고, 수술로 제거하기도 쉬운 편이다.

2. 갑상선 여포암

두 번째로 흔한 갑상선 여포암(follicular thyroid cancer)은 진단이 매우 까다롭다. 유두암과 달리 세포 모양이나 세포 배열이 정상 조직에 가깝기 때문이다. 여포암과 모양은 비슷하나 암이 아닌 종양(양성 종양)도 있는데, 이를 여포선종이라고 한다. 이 둘도 구별이 쉽지 않다.

여포암과 여포선종을 묶어서 여포성 종양이라고 부른다. 둘을 구별할 수 있는 유일한 방법은 수술이다. 사실 수술로도 구별이 정확하지 않을 수도 있다. 수술로 떼어낸 갑상선 결절 전체를 현미경으로 살펴보아 주변 침범(피막 침범)이 있으면 암으로 진단하고 그런 소견이 없으면 여포선종으로 진단한다. 그래서 세포검사에서 여포성 종양이라는 소견이 나오면 수술을 해야 한다. 최종적으로 암으로 진단될 확률은 20% 정도이다. 그리 높지 않은 확률이지만, 여포암은 유두암에 비해 예후가 조금 나쁘기 때문에 수술을 해서 확인하는 것이 좋다.

여포암은 현미경으로 주변 침범 소견이 겨우 관찰되는 정도의 최소 침습 여포암(minimally invasive follicular carcinoma, 저위험군)과 광범위 침습 여포암(widely invasive follicular carcinoma, 고위험군)으로 나뉜다. 여포암은 유두암과 달리 혈관을 통해 전이되는 특징이 있어, 목의 림프절보다는 좀 엉뚱한 다른 부위(예를 들어, 척추, 골반 뼈 등)에 전이된 소견으로 처음 발견되는 경우가 종종 있다. 즉 유두암에 비해 여포암의 전이 양상과 전이 부위는 예측하기 어렵다.

3. 갑상선 수질암

갑상선 수질암(medullary thyroid cancer)은 유두암이나 여포암과는 원인이 되는 세포가 다르다. 갑상선 안에 있는 세포지만 갑상선호르몬이 아닌 칼시토닌이라는 호르몬을 분비하는 세포가 기원이기 때문에, 칼시토닌 수치가 비정상적으로 높으면 갑상선 수질암을 의심해야 한다. 다른 갑상선암에 비해 치료가 잘 안 되는 예후가 나쁜 암이다. 우리나라에서는 상당히 드물고, 거북이암으로 불리는 보통의 갑상선암과는 전혀 다른 암이기 때문에 이 책에서 다루지 않는다. 수술이 가장 중요한 치료인데, 수술로 잘 제거할 수 있는 정도로 조기에 발견되지 않으면 완치가 어렵다. 최근 다양한 분자표적치료제를 이용한 치료가 시도되고 있다.

4. 갑상선 미분화암

갑상선 미분화암(undifferentiated thyroid cancer) 혹은 역형성암(anaplastic thyroid cancer)은 대부분 유두암이나 여포암이 오랜 기간 방치된 경우에 그 성질이 급격하게 변하면서 발생한다. 일반적인 유두암이나 여포암과 달리 그 성장 속도가 매우 빠르다. 환자가 느낄 정도로 빨리 자라는 갑상선 혹이 있는 경우 미분화암을 의심할 수 있다. 이런 경우에는 대개 치료 결과가 매우 나빠서 치료해도 6개월 내지 1년 정도 밖에 살 수 없는 암으로 알려져 있다.

그런데 최근 갑상선 초음파 검진이 활발해 지면서, 크기가 작은 미분화암이 진단되는 경우가 많이 늘었다. 그런 경우에는 완치의 가능성이 매우 높다. 2010년 이후 우리나라에서 매년 35,000~45,000명씩 진단되는 갑상선암 환자 중에서 약 50~80명 정도(0.2% 이내)가 미분화암이다. 0.2%의 환자를 찾기 위해 갑상선 초음파 검진을 해야 한다고 주장하는 것은 무리겠지만, 초음파 검진 덕분에 미분화암 환자의 예후가 무척 좋아진 것이 사실이다.

저자는 지난 30년 동안 서울대학교병원에서 미분화암으로 치료받은 환자 145명을 분석해 본 적이 있다. 1980년대, 1990년대에는 작은 크기의 미분화암이 거의 없었는데, 2000년대 후반에는 아주 작은 크기의 미분화암이 유두암이나 여포암 속에서 발견되는 경우가 절반 정도나 되었다. 일반적인 미분화암은 5년 생존율이 20% 정도인데 반해, 조기에 발견된 미분화암은 5년 생존율이 90% 정도로 큰 차이를 보였다. (2016. 3. 미국갑상선학회 '갑상선' 학술지 발표)

 **기존 갑상선암 중 일부는 암이 아니라고 알려졌다는데?**

최근 "갑상선암 진단 줄어든다. 10%~20%는 '종양'으로 분류"라는 제목의 기사가 포털 뉴스게시판에 떴다. (2016. 4. 16. 연합뉴스 참조) 국제전문가들이 기존에 암으로 분류됐던 갑상선암의 한 종류를 '암'이 아니라 '종양'으로 규정하고 새 이름을 붙이자고 하는 논문을 발표한 것이다. 이를 두고 당장 갑상선암의 과잉진단, 과잉치료가 줄고, 수술이 불필요한 것처럼 오해할 수 있는 내용의 기사와 주장 들이 올라왔다.

갑상선 유두암 중에는 세포의 모양에 약간씩 변형을 보이는 종류들이 있는데, 그 중 하나가 '여포 변형 갑상선 유두암'이다. 그 중에서도 피막으로 잘 싸여 있는 변형이 있어 '피막형 여포 변형 갑상선 유두암(EFVPTC, Encapsulated Follicular Variant of Papillary Thyroid Carcinoma)'이라고 불렸다. 이것은 또다시 혈관이나 피막 침범이 있는 침습형과 그렇지 않은 비침습형으로 나뉜다. 논문에 의하면, 비침습형 EFVPTC로 진단된 109명의 환자를 10~26년 추적 관찰하고, 침습형 EFVPTC 환자 101명을 1~18년간 추적 관찰한 결과를 분석하였다. 정확한 진단을 위해 7개국 24명의 병리학자들이 조직검사를 재검토하였다. 비침습형 EFVPTC 환자에서는 관찰 기간 동안 문제가 생긴 환자는 없었으나, 침습형 EFVPTC 환자 101명 중 12명에서 재발이나 전이가 발견되었다. 12명 중 5명은 원격전이가 있었고, 그 중 2명은 관찰 기간 중 사망하였다. 그래서 논문에서는 비침습형 EFVPTC를 '유두암 같은 세포핵의 특징을 가진 비침습형 여포성 갑상선 종양(NIFTP, NonInvasive Follicular Thyroid neoplasm with

Papillary-like nuclear features)'으로 분류하자고 하였다.

이것은 '암'으로 진단했던 병을 '암이 아닌 종양'으로 변경하는 역사적으로 획기적인 일이다. 그런데 중요한 것은 NIFTP로 진단하는 것은 상당히 까다롭고 수술로 갑상선 결절 전체를 제거해야만 진단이 가능하다는 것이다. NIFTP라는 이름에 있는 것처럼 세포핵의 모양이 유두암 같기 때문에 세포검사로는 '유두암 의심'으로 진단될 가능성이 높다. 결국 정확한 진단을 위해 갑상선 반절제 수술을 피할 수는 없고, 갑상선 유두암일 것으로 생각하고 수술 받은 환자 중 일부(약 10% 정도로 예상)에서 이런 진단을 받게 된다. 그래서 이 새로운 이름으로 인한 중요한 변화는 암으로 진단되는 것에 대한 심리적 부담을 덜고, 추가적인 과잉치료를 줄일 수 있다는 것이다. 아직은 더 많은 연구가 필요한 상태라 진단서의 진단 코드가 갑자기 바뀌지는 않겠지만, 이렇게 진단된 분은 좀더 마음 편하게 추적 관찰하면 된다.

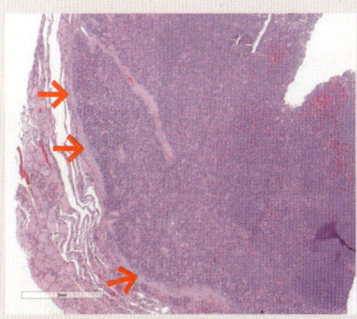 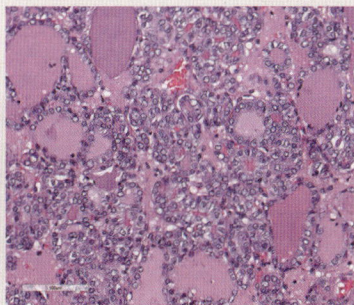

▲ [그림 4-4] '유두암 같은 세포핵의 특징을 가진 비침습형 여포성 갑상선 종양(NIFTP)'의 조직검사 소견

좌, 피막(화살표)으로 쌓여 있는 종양(피막의 오른쪽 부분)의 저배율 현미경 사진이다. 우, 확대 사진으로 유두암과 유사한 모습을 보이는 세포핵을 관찰할 수 있다. 분홍색 면을 감싸고 있는 짙은 색 점으로 구성된 원들이 여포라고 부르는 것인데, 여포성 갑상선 종양의 특징이다. (서울대학교병원 병리과 원재경 교수 제공)

갑상선암은 완치가 잘 되는 암인가?

보건복지부와 중앙암등록본부(국립암센터)는 2년 전까지의 국내 암 환자를 분석한 자료를 매년 발표한다. 2015년 12월에는 '2013년 암발생률, 암생존율 및 암유병률 현황'을 발표했다. (출처: 국립암센터 중앙암등록본부 홈페이지 www.ncc.re.kr)

2009년부터 2013년까지 5년간 발생한 암 환자의 5년 생존율(암 환자가 아닌 사람과 비교한 생존 환자의 비율)은 69.4%로 2001~2005년(53.8%)보다 15.6%포인트나 높아졌다. 5년 생존율이 가장 높은 암은 갑상선암으로 100.2%나 됐다. 갑상선암에 걸린 환자가 일반 사람들보다 오히려 생존율이 높은 것이다. (주. 일반 사람들이 심장병이나 뇌혈관 질환 등 다른 질병으로 사망하는 경우, 교통사고, 자살 등 사고로 사망하는 경우가 포함되기 때문에 그런 수치가 나올 수 있다.) 전립선암(92.5%), 유방암(91.5%)도 90%대를 기록했으며 대장암(75.6%), 위암(73.1%)도 상대적으로 5년 생존율이 높았다. 하지만 췌장암(9.4%)과 폐암(23.5%), 담낭암 및 담도암(29.0%), 간암(31.4%)은 생존율이 여전히 낮았다.

병의 치료 경과, 결과 혹은 결말을 예측하는 표현으로 '예후'라는 말을 쓴다. 예후가 좋은 암이라고 하면 예후가 나쁜 암에 비해 치료가 잘 되는 암이라는 표현이다. 보통 암의 예후를 수치로 말할 때는 '5년 생존율'을 이야기한다. 치료가 잘 되는 암인지 아닌지를 5년 생존율 수치를 가지고 비교한다. 암 진단을 받은 후 혹은 암 치료가 끝난 후

5년이 지나서도 많은 환자가 살아 있으면 그렇지 않은 암보다 치료가 잘 되었거나 암 자체가 좀 순한 편이라고 생각할 수 있다. 5년 생존율은 완치와는 다른 개념이다. 환자가 살아 있는 것을 말하는 것이지 환자의 몸에 암이 하나도 없는 상태를 말하는 것은 아니다.

구강암이나 후두암은 치료하지 않고 내버려두면 몇 년 내로 환자가 사망한다. 그래서 갑상선암에 비해 더 적극적으로 열심히 치료한다. 예를 들어 구강암 환자가 수술을 받았다고 하자. 수술 소견이 좋지 않으면, 수술 후에 방사선치료와 항암화학요법을 추가한다. 힘든 치료 과정이 끝나면 환자의 몸 속에는 암세포가 하나도 없을까? CT, MRI, PET로 검사해서 이상이 없으면 암세포가 다 없어진 것일까? 암세포가 아주 작은 크기로 남아 있으면 현재로는 알아낼 수 있는 방법이 없다. 그래서 정기적으로 진찰도 하고 검사도 하면서 추적 관찰하는 것이다. 구강암이나 후두암 세포가 자라는 속도를 고려해 보면, 재발 소견 없이 5년 정도 지나면 재발 가능성은 거의 없다고 판단한다. 그 기간 이후에 발견되는 암은 재발이 아니라 새로 생긴 암(이차암)이라고 간주한다. 5년이 지난 후에야 '아, 그 때 열심히 치료해서 암세포를 다 없앴던 거구나' 하고 판단할 수 있는 것이다.

갑상선암으로 진단 받으면 수술을 한다. 진단 당시 이미 많이 진행했거나, 수술 소견에서 재발 위험이 높으면 추가적으로 방사성요오드치료를 추가한다. 병원에서 하라는 대로 다 했고, 검사상 이상이 없다는데, 그러면 완치가 된 것일까? 5년 동안 재발이 없었는데 그러면 완치가 된 것일까?

갑상선암은 자라는 속도가 확실히 느리다. 가장 흔한 유두암, 여포암은 정말 자라는 속도가 느려서, 첫 수술 후 10년, 20년이 지난 후 재발이 발견되기도 한다. 그래서 재발 없이 5년이 지났어도 몸 속에 암세포가 하나도 없다고 단정적으로 말하기 어렵다. 재발 없이 5년이 지났어도 완치라고 표현하는 것이 적절하지 않다는 말이다. 적어도 암세포가 하나도 없는 상태를 완치라고 정의하면 그렇다. 그래서 간혹 '5년 전에 갑상선암이 완치되었다고 들었는데, 어떻게 재발할 수 있나요?'라고 묻는 환자에게는 설명이 길어 진다.

갑상선암은 대체로 목숨에 지장을 주는 경우가 드물다. 그래서 편하게 갑상선암은 완치가 잘 되는 암이라고 말한다. 엄격하게 이야기하면 틀린 말이기는 하지만, 그냥 그렇게 이해 혹은 오해 해도 거의 문제가 없다.

갑상선암에서는 암세포가 하나도 없다는 의미에서 '완치'라는 표현을 쓰는 것은 적절하지 않다. 갑상선암을 치료할 때는 암세포가 몸 속에 하나도 남지 않게 하는 것이 항상 치료의 목표가 되는 것도 적절하지 않다. '매우 천천히 진행하는 암' 혹은 '어느 시점 이후 더 이상 진행하지 않는 암'에 대한 과잉 치료가 될 수 있기 때문이다. 이 문제에 대해서는 앞에서 다룬 바 있다. (제1장 중 '모든 암은 치료해야 하는가' 참조)

제5장

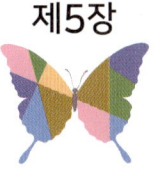

갑상선암은 꼭 수술해야 하는가?

"선생님, 그런데 제 갑상선암이 많이 위험한 것인가요?"

"초음파검사를 보면, 오른쪽 갑상선엽에 있는 1cm 크기의 암입니다. 정확히 말하면 확진 된 것은 아니지만, 암이 아닐 가능성은 거의 없는 상태입니다. 주변 침범 소견은 없습니다. 수술 전 CT 검사에서도 림프절 전이가 의심되는, 특별히 나쁜 소견은 없습니다."

"나쁜 소견이 없으면, 그냥 좀 두고 보면 안 될까요?

"사실 갑상선암을 언제 진단하고 치료를 시작할 것인가에 대해서는 논란이 있습니다. 갑상선암을 수술하지 않고 관찰하는 것에 대해서는 연구가 별로 없습니다. 암을 그냥 두었을 때의 위험성과 수술의 합병증을 잘 비교해서 치료 여부를 결정해야 하겠지요."

"그냥 두면 얼마나 위험한가요?"

"이번에 진단된 갑상선암이 앞으로 어떻게 될지, 생명에 지장을 줄 것인지 아닌지 알 수 있는 방법은 없습니다. 앞으로 의학이 더 발달하면, 간단한 검사로도 수술이 필요한 암과 필요 없는 암을 구별할 수 있는 방법이 개발될지 모르겠습니다만.

그래서 크기를 기준으로 그 위험성을 예측합니다. 1cm 이내의 갑상선암은 관찰한 연구가 있습니다. 전체적으로 천천히 자라는 것이 확인되었습니다. 다만, 나이가 젊을수록 자라는 속도나 전이되는 양상이 좀더 뚜렷하였습니다."

"그럼 저는 수술을 받는 게 더 좋겠네요."

"1cm가 절대적인 기준은 아니지만, 갑상선 결절의 크기, 나이 등을 고려했을 때 현재까지의 의학적인 지식으로는 수술을 권해 드리고 싶습니다."

갑상선암은 모두 치료할 필요가 없는가?

아직 갑상선 속에만 국한된 갑상선암이 앞으로 어떤 운명을 겪게 될지 예측하는 것은 불가능하다. 수 년전 한 주요 일간지에서 일본에서는 작은 갑상선암은 수술하지 않고 내버려 둔다는 보도를 한 적이 있다. 이것이 일본 사람들, 의사들의 보편적인 생각은 아니다. 저자가 만나본 일본인 의사들 중에는 갑상선암을 수술하지 않고 내버려 둔다는 사람은 없었다. 일본의 갑상선암 진료 가이드라인에는 작은 갑상선암을 수술 없이 지켜 보는 것도 가능하다고 언급되어 있고, 몇 개의 병원에서 작은 갑상선암을 수술 없이 관찰한 결과에 대해 논문으로 발표한 적은 있다. 그나마도 관찰 연구 기간 중에 환자가 원해서 수술을 하게 되는 경우가 많아 좋은 연구 결과가 나온 적은 별로 없었다.

2014년초 상당히 많은 환자를 대상으로 한 대규모 관찰 연구(일본)가 발표되었다. 1235명의 환자를 대상으로 연구를 시작하였는데, 이 중 191명은 관찰 연구 기간 중 여러 가지 이유로 수술을 받았다. 연구 대상자는 1cm 이하의 작은 갑상선 유두암 환자였는데, 그 중 26%의 환자는 5mm 이하의 아주 작은 크기의 갑상선암을 가지고 있었다. 평균 5년 정도 관찰한 연구인데, 원래 크기보다 3mm 이상 크기가 더 커지는 경우가 5년 후에는 4.9%, 10년 후에는 8% 정도의 환자에서 발견되었다. 또한 림프절 전이가 없는 환자들이 연구 대상이었는데, 5년 후에 1.7%, 10년 후에 3.8%의 환자에서 림프절 전이가 관찰되었다. 이러한 연구 결과를 환자의 성별, 나이, 갑상선암의 크기 등의 여러 인자로 분석하였다. 관찰하는 동안 갑상선암의 크기가 커지거나 보이지 않던 림프절 전이가 발견되는 것은 젊은 환자일수록 그 위험이 증가하였는데, 진단 당시의 나이가 40세 미만인 젊은 환자군에서 가장 두드러지게 나타났다. 40세 미만의 환자군의 경우, 관찰 5년 후 9.1%, 10년 후 12.1%의 환자에서 3mm 이상 크기가 증가하였고, 새로운 림프절 전이는 5년 후 5.2%, 10년 후 16.1%에서 발견되어 전체 평균과 큰 차이를 보였다. 60세 이상의 환자군에서는 10년 후 크기 증가가 4%의 환자에서, 새로운 림프절 전이는 10년 후 0.5%의 환자에서 발견되어, 나이에 따라 갑상선암의 성장 속도가 크게 다른 것을 알 수 있었다.

이처럼 갑상선암은 천천히 자라지만, 일부의 환자에서는 성장 속도나 전이 속도가 다른 사람에 비해 빠르다. 어떤 환자에서 더 빨리 자라는지 아직은 정확히 알 수 없기 때문에 그냥 내버려 두는 것은 바람직하지 않다. 특히 젊은 나이일수록 더 그렇다.

〈표 5-1〉 갑상선암 관찰 연구(일본) 결과의 요약
(진단 당시 나이 기준; 5년/10년 후의 비율)

	40세 미만	40세~60세 미만	60세 이상
크기가 3mm 이상 자란 경우	9.1%/12.1%	5.0%/9.1%	4.0%/4.0%
없었던 전이가 새로 발견된 경우	5.2%/16.1%	1.4%/2.3%	0.5%/0.5%
크기가 12mm 이상으로 되거나 전이가 새로 발견된 경우	9.5%/22.5%	4.0%/4.9%	2.2%/2.5%

5mm 또는 1cm 미만의 작은 갑상선암은 내버려 두어도 되는가?

갑상선 결절과 갑상선암에 대한 2009년 미국갑상선학회 가이드라인과 2010년 대한갑상선학회 가이드라인에서는 크기가 5mm 이내인 결절은 암이 의심되어도 추가적인 검사(세침흡인 세포검사) 없이 관찰하는 것을 권고하였다.

가이드라인이라는 것은 지금까지 나온 연구 자료를 바탕으로 어떤 의료 행위가 과학적으로 근거 있는 행위인지 확인하고, 어떤 행위가 권고할 만한지 아닌지 정리해 둔 것이다. 절대적으로 따라야 하는 지침은 아니지만, 많은 의사들이 진료에 참고한다. 모든 사람이 절대적으로 따른다고 하면 새로운 치료 방법이나 더 좋은 치료 방법을 찾아 낼 수 없을 것이다.

2015년 10월 미국갑상선학회에서는 새로운 가이드라인을 만들어 발표하였다. 이 새로운 가이드라인에서는 초음파검사에서 관찰되는 갑상선 결절이 암으로 많이 의심되고 크기가 1cm 이상이면 진단적인 세침흡인 세포검사를 해야 한다고 권고하였다. 갑상선 외부 침범, 경부 림프절 전이, 원격 전이(폐전이 등)가 없으면, 1cm 미만의 작은 갑상선 유두암은 대개 매우 천천히 자라기 때문에 추가 검사 없이 초음파검사로 철저하게 추적 관찰해 볼 수 있다고 하였다. 그 근거가 된 논문은 바로 앞에 소개한 일본의 관찰 연구 논문이다.

5mm 혹은 1cm가 정확한 과학적 근거가 있는 기준은 아니다. 기준을 5mm에서 1cm로 변경한 것은, 갑상선암의 일반적인 경과를 고려했을 때 5mm 기준으로 갑상선암을 진단하고 모두 수술로 제거하는 것은 과잉 치료라는 인식에 많은 의사들이 동의했다는 의미이다. 과잉 치료는 치료하지 않아도 될 것을 치료하는 것을 의미한다.

1cm 기준은 과연 안전한가? 갑상선암은 1cm가 될 때까지는 치료 없이 지켜봐도 아무 문제가 없는가? 1cm가 기준이 된 근거는 앞서 소개한 일본의 관찰 연구 논문이다. 전체적으로 관찰 기간 5년 동안 1.7%의 환자에서 진단 당시에 없었던 림프절 전이가 발견되고, 10년 동안 3.8%의 환자에서 림프절 전이가 발견되었다. 새 가이드라인에서 갑상선암의 진단과 치료를 시작하는 기준을 1cm로 한 것은, 1cm 이하 크기의 갑상선암을 내버려두었을 때 이 정도 진행하는 것은 치료, 특히 수술의 합병증 등과 비교했을 때 받아들일 만하다는 데 많은 의사들이 동의했다는 의미이다.

40세 미만의 환자군에서는 5년 후 5.2%, 10년 후 16.1%의 환자에서 진단 당시 없던 림프절 전이가 발견된 것은 결코 낮은 수치는 아니다. 림프절 전이 없이 크기만 좀 커지는 것은 괜찮을 수 있지만, 림프절 전이는 결코 간과할 수 있는 소견이 아니다. 결국 이 환자들 중 일부는 열심히 치료해도 치료가 잘 되지 않고, 진작 수술 받지 않은 것에 대해 후회하게 될 수 있다.

대부분의 갑상선암은 불편을 초래하거나 생명에 영향을 주지 않는다. 그러나 일부 갑상선암은 문제를 일으키는데, 그 문제가 될 갑상선암을 조기에, 크기가 작을 때 알아 볼 수 없다. 크기가 작은 갑상선암을 수술로 제거하면, 앞으로 그 암이 자라면서 문제를 일으킬 확률은 거의 없어진다. 그러나 수술로 인해, 갑상선 호르몬을 복용해야 할 수 있고, 드물지만 성대 마비가 생기거나 칼슘 대사에 문제가 생길 수도 있다.

갑상선암은 대개 천천히 자라기 때문에 작은 갑상선암을 발견했을 때는 잠깐 생각해 볼 수 있는 시간적인 여유가 있다. 지금 수술해서 제거할 것인지 아니면 좀 지켜 볼 것인지 선택할 수 있는 시간적인 여유 말이다. 작은 갑상선암에 대한 의사들의 생각도 조금씩 다르고, 환자마다 심리적으로 받아들이는 것도 다르고, 개인적 사정이 모두 다르다. 결국 선택은 환자가 하는 것이 바람직하다.

만약 지금 수술로 제거할 것을 선택한다면 갑상선 엽절제술(반절제)을 권한다. 작은 갑상선암의 첫 치료로 반절제 수술이면 충분하고, 반절제 수술은 합병증이 생기는 경우도 상당히 드물다. (제6장 참조) 만약 지켜볼 것을 선택한다면, 처음에는 6개월 간격으로 4회, 이후에는 1년 간격으로 초음파검사를 하는 것을 권한다. 이를 적극적 관찰 혹은 능동적 관찰(Active surveillance)이라고 한다. 물론 관찰 기간 중 마음이 변하거나, 결절의 크기가 커지거나 림프절 전이가 발견되면 적극적으로 수술할 것을 권한다. 최근 서울대학교병원은 분당서울대학교병원, 보라매병원, 국립암센터와 함께 적극적 관찰을 선택하는 환자를 모아서 관찰 기간 중 갑상선암의 진행 여부를 연구하기 위한 임상연구(책임연구자: 내분비내과 박영주 교수)를 하기 시작했다.

지금까지 이야기한 5mm, 1cm 기준과 작은 갑상선암의 적극적 관찰은 갑상선 안에 국한된 갑상선 결절에 대한 것이다. 갑상선암이 아무리 작아도 갑상선 피막 침범이 있거나 림프절 전이, 폐 전이 등의 진행 소견이 있으면 갑상선 절제 수술을 포함한 적극적인 치료를 해야 하는 것은 새로운 가이드라인에서도 변함 없다.

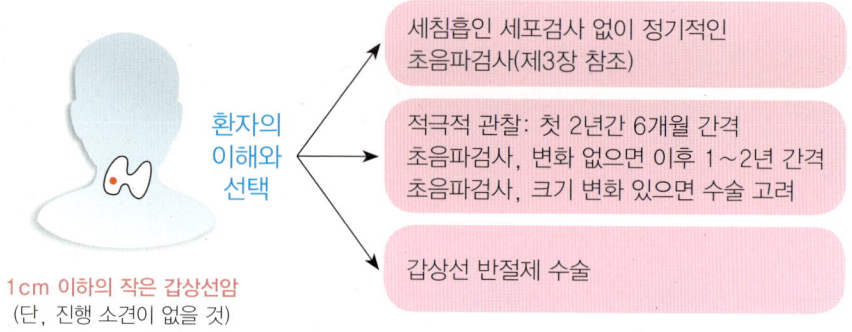

▲ [그림 5-1] 1cm 이하의 작은 갑상선암에 대한 치료 선택
환자가 이해하고 선택하는 것이 바람직하다.

면역요법, 식이요법은 도움이 되는가?

5mm 혹은 1cm 이하의 작은 갑상선암은 수술하지 않고 관찰할 수도 있다는 이야기를 상업적으로 이용하는 분들이 있다. 면역력을 키워서 갑상선암을 치료한다거나 수술하지 않고 암을 다스릴 수 있는 비방이 있다고 하면서 광고하는 경우를 종종 보게 된다. 환자의 불안한 심리를 이용하는 것이다.

물론 면역력이 높아지면 암이 치료될 가능성이 높아진다. 최근 등장한 면역 항암제들(표적치료제 포함)이 난치성 암의 치료에 획기적인 변화를 가져 올 것으로 기대하고 있다.

문제는 면역력이 정말로 높아지는지에 대한 근거도 없고, 그 면역력이 갑상선암 치료에 효과적인지 검정되지 않은 약제, 식품, 건강보조제를 판매하는 것이 문제다. 몇몇 사람이 주장하고 비싸게 제공하는 행위는 대부분 그 효과, 효능이 검증되지 않은 돈벌이 수단에 불과하다. 효과적인 치료라면 그 연구 결과가 논문으로 발표되어야 한다. 그렇게 좋은 치료제라면 세계 굴지의 제약회사들이 가만히 있지 않을 것이다.

그럼 어떻게 해야 하는가? 어떻게 관리해야 하는가?

작은 갑상선암은 아무 치료를 하지 않아도, 95.1%의 환자에서는 5년 동안 3mm 이상 자라지 않고, 98.3%의 환자에서는 림프절 전이가 발견되지 않는다. 작은 갑상선암은 그냥 내버려 두어도 대부분 문제가 없어서 수술하지 말고 관찰하라는 것이지, 수술을 하면 안 된다는 의미도 아니다. 마음 편하게 그냥 내버려 두거나, 혹시 불안하면 수술하는 편이 낫다. 수술한 갑상선암 환자의 5년 생존율이 100.2%(2013년 국가암통계 기준)라서, 5년 후에 살아 있을 확률이 일반인보다 더 높다는데 말이다.

그래도 뭔가 다른 게 하고 싶다면, 이번 기회에 건강에 대해 돌아보고 건강한 삶을 위해 노력해 보자. 건강하게 규칙적으로 생활하고, 건강한 음식을 먹고, 충분한 수면을 취하도록 하자. 건강한 생각을 하고, 가족들과 행복한 생활을 하는 것도 좋겠다. 나이에 맞는 건강 검진을 해서 더 심각한 질환을 조기에 발견하고 치료하는 편이 건강하게 오래 사는 데 훨씬 도움이 될 것이다.

PART 3

"갑상선 반절제 수술을 받고 싶어요"

갑상선암 수술을 받기로 한 분께

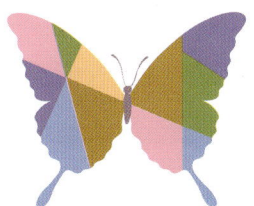

제6장 갑상선 수술 범위에 대한 이해

제7장 전이성 및 침습성 갑상선암의 수술에 대한 이해

제6장

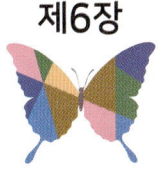

갑상선 수술 범위에 대한 이해

"선생님, 제 오른쪽 갑상선에 있는 혹의 크기가 12mm이고 암이 많이 의심된다고 하셨는데, 그 암덩어리만 제거하면 되지 않나요? 꼭 갑상선을 다 제거해야 하나요?"

"갑상선암에서는 암덩어리만 제거하는 수술은 거의 하지 않습니다. 기술적으로 가능할 수도 있지만, 안전한 절제가 아닙니다. 그리고 남아 있는 갑상선에서 미래에 언젠가 새로운 혹이 생기거나 이번에 수술한 혹과 관련된 암이 재발하게 되면 다시 수술해야 하는데, 갑상선을 일부만 제거하고 나면 다시 수술하는 것이 매우 어려워집니다."

"그래도 갑상선을 좀 남겨 놓을 수 없나요?"

"갑상선은 목의 아래쪽 한가운데에 있고, 나비처럼 생겼습니다. 좌엽과 우엽의 2개의 큰 덩어리와 중간을 연결하는 부분으로 되어 있습니다. 몇 년 전만 해도 갑상선암이 발견되면 갑상선을 모두 떼어 내는 갑상선 전절제술, 이른바 '전절제'가 일반적인 치료였습니다. 그런데 점점 삶의 질에 대해 중요하게 생각하면서 암으로 진단된 혹이 있는 쪽 엽만 절제하는 갑상선 엽절제술, 즉 '반절제'를 시행하는 경우가 많이 늘었습니다."

"그럼, 저도 반절제를 받으면 되는 건가요?"

"전절제와 반절제 중에 선택을 해야 합니다. 저는 그 수술 범위를 선택할 때, 환자가 자신의 병에 대해 잘 이해하고, 스스로 선택하는 것이 바람직하다고 생각합니다. 그래서 저는 환자가 선택하는 데 도움이 되는 정보를 드리기 위해 노력하고 있구요."

"저는 왠만하면 반절제를 받고 싶어서 교수님을 찾아 왔습니다만…"

갑상선암 수술에는 어떤 종류가 있나?

갑상선은 좌엽, 우엽, 그리고 연결 부위인 협부의 3부분으로 크게 나눌 수 있다. 갑상선암 수술은 갑상선을 모두 제거하거나 하나의 엽만 제거하는 방법 중 선택할 수 있다.

갑상선을 양쪽 엽 모두 제거하는 수술을 '갑상선 전절제술(total thyroidectomy)' 혹은 '전절제'라고 한다. 갑상선 엽을 한쪽만 전부 제거하는 수술을 '갑상선 엽절제술(unilateral thyroid lobectomy), 갑상선 반절제술

(hemithyroidectomy)' 혹은 '반절제'라고 한다. 엽절제술을 시행할 때는 좌우 엽을 연결하는 부위인 협부를 같이 제거하기도 하고 남겨두기도 한다. 매우 드물게 협부에만 국한된 작은 결절이 있을 때는 좌우 엽은

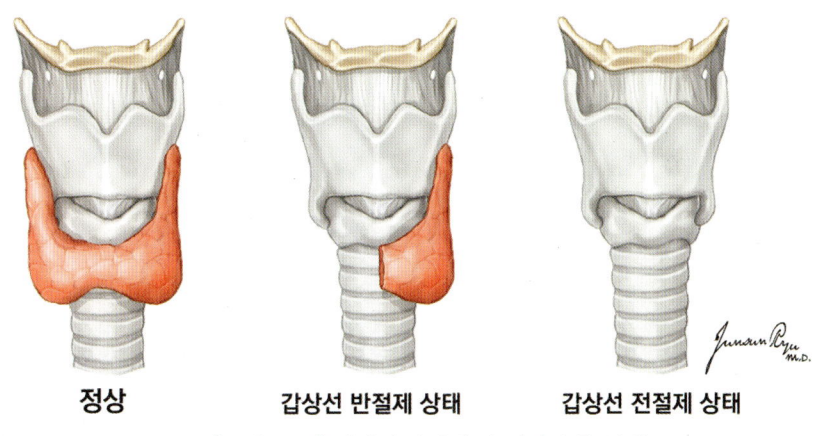

▲ [그림 6-1] 갑상선 반절제 및 전절제 후 상태

내시경 갑상선 수술과 로봇 갑상선 수술

갑상선 수술을 위해 갑상선까지 접근하는 방법은 목 아래쪽 피부를 절개하고 바로 들어가는 방법이 일반적이다. 목에 쉽게 보이는 상처 자국을 피하기 위해서 겨드랑이, 가슴, 귀 뒤를 절개하고 들어가기도 하는데, 이때는 일반적인 수술도구로는 수술할 수 없어 내시경이나 로봇을 이용한다. 내시경 갑상선 수술이나 로봇 갑상선 수술은 상처의 위치를 눈에 덜 띄는 위치로 옮겨 주는 데 유용하다. 목 절개 수술에 비해 절개 상처 부위가 눈에 잘 띄지 않는 곳에 있다는 것이 이 수술들의 유일한 장점이다. 대신 피부 아래 상처가 크기 때문에 상처가 아무는 데 시간이 많이 걸리고, 입원 기간이 길어진다. 목이나 가슴 부위의 불편함이 오래 가는 편이다. 내시경 갑상선 수술이나 로봇 갑상선 수술은 목 절개 수술에 비해 수술의 정확도는 차이가 없는데, 특별한 기구를 사용해야 하므로 추가적인 비용 부담이 생긴다.

남겨두고 협부만 절제하는 '갑상선 협부절제술(thyroid isthmectomy)'을 시행하기도 한다. 갑상선 반절제 후에 방사성요오드치료를 위해 남아 있는 절반의 정상 갑상선을 따로 제거하기도 하는데, 이것은 완결 갑상선 절제술(completion thyroidectomy)이라고 부른다.

전절제와 반절제의 특징과 장단점은 무엇인가?

갑상선암은 치료를 시작할 때, 즉 수술을 하기로 했을 때, 가장 먼저 정해야 하는 것이 수술 범위다. 수술 범위는 갑상선암의 종류나 진행 정도에 따라 정하게 된다. 갑상선 유두암과 여포암의 수술 범위를 정하는 것은 수술 후 보조치료인 방사성요오드치료와 연관성이 크다.

방사성요오드치료는 갑상선암 수술 후 남아 있을지도 모르는 암세포(미세잔존암)를 없애기 위한 치료다. 갑상선암에서만 쓰이는 특별한 치료이고, 갑상선암에서 가장 중요한 보조치료다. 갑상선 세포나 갑상선암세포가 요오드를 흡수하는 능력이 있는 것을 이용하는 치료 방법인데, 방사성요오드치료는 방사선이 나오도록 조작한 요오드를 먹는 치료다. 갑상선암 세포가 방사성요오드를 흡수하면 요오드에서 방사선이 나와서 그 세포를 죽게 만드는 것이 방사성요오드치료의 원리다. 그런데 정상 갑상선 세포가 요오드를 흡수하는 능력이 암세포보다 50배 이상 강력해서, 몸에 정상 갑상선 세포가 많이 있으면 이 치료에 방해가 된다. 미세하게 남아 있을지 모르는 암세포가 방사성요오드를 섭취하기도 전에 정상 갑상선 세포가 방사성요오드를 다 없애 버려 암세포가 죽지 않게 되는 것이다.

쉽게 이야기해서 수술 후 방사성요오드치료를 하려고 하면 갑상선은 전절제를 해야 한다. 갑상선 유두암은 세포검사로 진단이 가능하므로 수술 하기 전에 수술 후 방사성요오드치료의 필요성에 따라 수술 범위를 선택한다. 방사성요오드치료를 생각해야 할 정도로 진행한 상태가 아니면 반절제 수술을 한다. 갑상선 여포암은 수술을 해야 진단이 되기 때문에 반절제 수술을 먼저 시행하고, 조직검사 결과에 따라 방사성요오드치료가 필요하다고 판단하면 남은 갑상선엽을 절제하는 수술을 나중에 추가한다.

저자는 환자에게 갑상선암의 치료에 대해 설명할 때, 전절제 수술을 하고 방사성요오드치료까지 하는 것을 '갑상선암에 대한 적극적인 치료'라고 부른다. 암 자체만을 놓고 보면 갑상선을 전부 제거하고, 방사성요오드치료까지 하면 가장 적극적이고 효과적인 치료라고 할 수 있다. 갑상선암도 이름이 '암'인 것은 림프절이나 폐로 전이되고 결국 몇 년 혹은 10년, 20년 이상 고생하다가 돌아가시는 분들이 있기 때문이다. 그런데 갑상선암은 대부분 천천히 자라서 갑상선암이 삶의 질에 영향을 주고 생명에 지장을 주는 경우는 상당히 드물다. 최근 통계에 따르면 1년에 4만명 정도 갑상선암으로 진단 받고 수술 받는데, 1년에 갑상선암으로 돌아가시는 분은 300명 내지 400명 정도 된다.

실제로는 1%도 안 된다는 이야기다. 그래서 모든 환자가 반드시 적극적으로 치료를 할 필요는 없다.

전절제 수술을 받으면 재발을 줄이기 위한 보조치료인 방사성요오드치료를 받을 수 있다. 전절제를 받았다고 해서 방사성요오드치료를 꼭 해야 하는 것은 아니다. 전절제를 받으면, 갑상선이 전부 없어지기 때문에 갑상선호르몬제를 매일 복용해야 한다. 이건 예외가 없다. 다만 갑상선호르몬제는 다른 호르몬제와 달리 알려진 부작용이 없고 안전하다. 수술의 합병증이 드물고 대부분 심각하지 않지만, 아무래도 반절제에 비해 많을 수 밖에 없다. 전절제 수술 후에는 혈액검사를 통해 재발을 추적 관찰하는 것이 쉬워지는 것은 장점이라고 할 수 있다. 관련 내용은 제9장에서 다룬다.

이에 비해, 반절제 수술은 갑상선을 절반 정도 제거하기 때문에 남아 있는 절반의 갑상선이 2배의 일을 잘 해내면 갑상선호르몬을 보충하지 않아도 갑상선 기능과 관련한 문제는 없다. 실제 반절제 수술 후 혈액검사에서 갑상선기능저하 소견을 보이는 환자는 전체의 약 20%, 갑상선호르몬제를 꼭 복용해야 하는 환자는 10% 정도다. 반절제 수술 후 갑상선호르몬제를 복용하게 되는 경우는 10명 중에 한두 명 정도라고 생각하면 되겠다. 재발을 억제하는 목적으로 갑상선호르몬제를 복용하는 것을 권하는 경우도 있는데, 이에 대해서는 제8장에서 다루기로 하겠다. 수술 합병증 면에서 반절제 수술은 전절제 수술에 비해서 합병증의 빈도가 확실히 적다. 출혈이나 성대 마비의 빈도는 절반 정도일 것으로 예상할 수 있는데, 부갑상선 기능저하에 의한 칼슘대사 장애는 절반이 아니라 거의 생기지 않는다. 반절제 수술의 가장 중요한 단점은 방사성요오드치료를 할 수 없다는 것이다. 방사성요오드치료를 하고자 하면 남아 있는 정상 갑상선을 제거하는 수술을 다시 해야 한다.

〈표 6-1〉 갑상선 전절제 및 반절제 수술 후 상태에 대한 비교

	갑상선 전절제 후	갑상선 반절제 후
방사성요오드치료 여부	할 수 있다.	남은 갑상선엽을 다시 수술로 절제한 후 시행한다.
갑상선암 재발 가능성	방사성요오드치료를 하면 줄일 수 있다.	전절제 및 방사성요오드치료를 시행한 경우에 비해 상대적으로 높다.
혈액검사를 통한 추적 관찰	쉽다.	어렵다.
갑상선호르몬제 복용	반드시 복용해야 한다.	10%~20% 정도의 환자만 복용한다.
수술 합병증		
일시적 성대신경마비	5%~10%	전절제술의 절반
영구적 성대신경마비	1%~2%	전절제술의 절반
일시적 저칼슘혈증	20%~40%	거의 없음
영구적 저칼슘혈증	1%~8%	거의 없음

저자는 환자와 수술 범위에 대해 어떻게 상의하고 결정하나?

요즘은 갑상선암 수술을 받기 위해 오시는 분들의 문의사항 혹은 요구사항이 점점 많아지고 있다. 특히 "반절제 받고 싶은데, 가능하냐?"는 질문이 많다. 그래서 진료를 볼 때 갑상선암 환자에게 설명하는 시간이 점점 길어지고 있고, 이 책도 그 설명을 보충하기 위해 기획되었다. 의사마다 환자에게 어느 정도 설명하고 얼마나 선택권을 주는지, 의사 개인적으로는 어떤 수술을 선호하는지 모두 다르다. 물론 어떤 환자는 무조건 의사가 선택해 주기를 원하기도 한다. 앞으로 설명할 내용은 필자의 지극히 개인적인 진료 내용임을 이해해 주시기 바란다. 그리고 이 내용도 의학적 지식 발달과 저자의 추후 경험에 따라 바뀔 수 있음을 이해해 주시기 바란다.

갑상선암 수술을 반절제로 선택한다는 것을 쉽게 이야기하면, 이번에는 적극적인 치료를 하지 않겠다는 것이다. 반절제를 선택하는 것은 검사에서 발견된 암 덩어리만 제거하고, 눈에 띄지 않게 남아 있을 수 있는 암세포를 제거하기 위한 방사성요오드치료를 하지 않는 것에 동의하는 것이다. 다시 말해, 이번 수술의 목표는 몸 속의 암세포 수를 0으로 만들기 위해 노력하는 것이 아니라는 것이다. 이것을 충분히 이해하면 선택이 쉬워진다. 그래서 이 내용을 환자들이 이해할 수 있도록 도와드리고자 하는 것이다.

심각한 상황부터 살펴보면, 폐 전이 같은 원격전이가 발견된 경우에는 전절제를 하고 방사성요오드치료를 하지 않으면 생명에 지장을 준다. 갑상선암이 경동맥을 침범하거나 척추앞 근막을 침범한 경우는 전절제를 해야 한다. 이론적으로는 가능하지만 갑상선 유두암에서 이런 경우는 거의 없다. 후두, 기관(숨길), 식도, 성대 신경 등을 침범한 경우는 그보다는 흔하지만 역시 드물다. 이 경우에도 전절제를 해야 한다. 이런 국소 침범이 아주 심각한 경우에는 수술 후에 외부 방사선치료를 해서 국소 재발 위험을 줄이고, 방사성요오드치료로 림프절 전이 및 원격전이로 재발하는 것을 줄이기 위해 노력해야 한다. 이런 소견이 있는 경우에는 수술 범위에 대해 환자가 선택할 수 있는 여지는 없다고 생각한다.

갑상선암이 갑상선 피막을 뚫고 나와 주변 조직을 분명하게 침범한 경우에도 전절제를 하고 방사성요오드치료를 해야 한다. 다만 피막을 뚫은 부위가 갑상선의 앞에 있는 띠근육에 국한된 경우에는 그 정도에 따라 반절제를 선택하기도 한다.

림프절 전이가 수술 전에 확인된 경우에도 전절제를 하고, 가급적 방사성요오드치료를 받는 것이 좋다. 림프절 전이가 있다는 것은 갑상선암이 갑상선 안에만 있는 경우보다는 진행을 한 것이다. 림프절 전이가 이미 발견된 부위보다 더 넓은 범위까지 암세포는 눈에 띄지 않게 퍼져 나가 있을 가능성이 있다. 그래서 전절제 수술 후 방사성요오드치료를 권한다.

갑상선암의 크기가 클수록 재발 위험도 그만큼 크다. 그런데 몇

cm이면 크기가 크다고 할 것인가? 2015년 미국갑상선학회 가이드라인에서는 4cm이상이면 전절제를 해야 한다고 했다. 또한 1cm 내지 4cm의 크기는 갑상선 피막외 침범이나 림프절 전이가 없으면 전절제와 반절제 중에서 선택할 수 있다고 하였다. 전절제를 하면 방사성요오드치료를 할 수 있고, 반절제를 시행한 경우보다 추적관찰이 쉬워진다. 그래서 환자와 상의해서 정할 필요가 있다. 저자가 반절제를 선호하는 편이기는 하지만 크기가 2cm이상이면 선뜻 반절제를 권하기는 어려운 것 같다. 물론 환자가 적극적으로 원하면 반절제를 하는 경우도 있다.

1cm 이내의 작은 갑상선암을 진단하고 수술하는 것에는 논란이 있지만, 수술하기로 했으면 반절제 수술을 권한다. 재발률이 낮고, 재발이 발견된 후 적극적으로 치료해도 늦지 않기 때문이다. 참고로, 2015년 미국갑상선학회 가이드라인에서는 1cm 이내의 갑상선 결절은 검사도 권하지 않지만, 수술을 하기로 했으면 반드시 반절제를 하라고 권고하고 있다.

비교적 간단하게 정리하였지만, 실제로는 상당히 복잡한 상황을 만나기도 한다. 초음파검사나 CT에서 명확하지 않았던 소견(피막 침범이나 림프절 전이)이 수술 중에 발견된 경우에는 어떻게 할까? 이런 상황이 어느 정도는 미리 예측되기 때문에 이런 상황에 대한 시나리오를 미리 짜 두기도 한다. 예를 들어, 수술 소견이 나쁘면, 계획된 반절제가 아니라 전절제를 시행하기로 한다거나 혹은 그런 소견에도 불구하고 이번에는 반절제까지만 한다거나 하는 식이다.

이런 상황은 수술 후 외래 방문할 때 생기기도 한다. 수술 후 1-2주 후에 나오는 조직검사 결과에서 예상하지 못한 나쁜 소견(주로 작은 림프절 전이)이 나오는 경우를 말한다. 이런 소견이 있으면 두 가지 치료 방침 중 하나를 선택해야 한다. 하나는 수술을 한번 더 해서 반절제 후 남은 갑상선엽을 절제하는 수술을 하는 것이다. 이것은 방사성요오드치료를 하기 위한 목적이다. 또 다른 선택은 재수술 하지 않고 추적 관찰 하다가 재발 소견이 발견되었을 때 수술을 하는 것이다. 대개 이런 상황에 대한 논의는 수술 후 조직 검사 결과가 나온 다음에 하게 된다. 드물지만, 이런 상황에 대한 시나리오도 수술 전에 상의가 필요할 때가 있다.

조금 특별한 경우로, 다음과 같은 상황들도 있다. 갑상선 기능에 문제가 있어서 약을 복용하고 있는 환자의 경우에는 갑상선암의 크기가 작은 편이어도 전절제 수술을 권한다. 특히 갑상선기능항진증으로 이미 약을 복용하고 있던 경우에는 갑상선 전절제 수술을 하고 갑상선호르몬제를 복용하는 것이 갑상선기능 조절 측면에서 유리하기 때문이다.

성악가나 가수의 갑상선 수술을 하는 것은 환자 자신에게도 그렇지만 수술하는 의사 입장에서도 스트레스가 매우 크다. 지금까지 저자가 수술한 분들은 모두 수 개월 내로 공연을 다시 하실 수 있을 정도로 문제 없이 회복하여 다행으로 생각한다. 목소리에 민감한 이런 분들은 성대신경을 잘 보존해도 목소리의 미세한 변화를 느낄 수도 있는데, 갑상선 앞을 덮고 있는 목의 근육에 유착이 생기는 것이 하나의 원인이다. 대부분의 환자에서 유착이 생기기는 하지만 불편을 초래할 정도로 심각한 경우는 드문데, 재수술을 하는 경우에는 확실히 심각해 진다. 그래서 성악가나 가수의 갑상선암 수술을 하기로 하면, 반절제보다는 전절제를 하는 것이 좋다고 생각한다. 반절제 후 재발 소견이 있어서 남아 있는 갑상선엽을 제거하기 위해 재수술하는 것은 가수로서의 생명에 지장을 줄 가능성이 높기 때문이다. 만약 이미 반절제를 받았는데 재발 소견이 발견된 경우라면, 재발암에 대해서만 수술을 시행하고 남은 갑상선엽에 대해서는 수술하지 않는 것이 좋다. 좀 힘겹더라도 방사성요오드치료를 몇 번 더 해서 정상 갑상선을 제거하는 것이 목소리를 살리는 면에서는 더 유리하다.

갑상선 수술은 얼마나 안전한가? (수술의 합병증)

모든 수술에는 일반적으로 생길 수 있는 합병증이 있는데, 통증, 염증, 감염, 출혈, 흉터 등이다. 갑상선 수술은 통증이 그리 심하지 않지만, 침 삼킬 때 목이 좀 아플 수 있다. 수술 자체보다 전신마취를 위해 삽입한 튜브로 인해 목이 아픈 측면이 더 크다. 침 삼킬 때 불편함은 대개 2주 내로 호전된다. 염증은 사람마다 다르지만, 상처 치유 과정으로 인해 상처 부위가 좀 붓고 딱딱해졌다가 천천히 가라앉고 부드러워진다. 감염은 세균 감염 등으로 농이 차는 것을 말하는데 매우 드물다. 갑상선 수술 후 항생제 사용에 대해 2014년부터 국가(건강보험심사평가원)에서 통제하고 있다. 갑상선 수술 환자에서는 수술 전 1회의 예방적 항생제 주사 외에는 사용하지 않고 있다.

갑상선 수술에서 출혈은 심각한 문제가 되는 경우가 드물게 있다. 수술 중에는 출혈이 거의 없기 때문에, 저자는 10년 전부터 대부분의 갑상선 수술 후 배액관을 삽입하지 않고 있다. 심각한 출혈은 수술이 끝나고 마취가 깬 후에 뒤늦게 생길 수 있다. 매우 드물게 생기는데, 이 때는 다시 수술실에 가서 지혈해야 한다. 경험적으로 이런 심각한 출혈은 수술 후 1-2시간 내에 시작된다. 출혈을 늦게 발견하는 경우에는 치명적으로 위험할 수도 있다. 마취에서 깬 후 숨쉬기 힘들거나 목이 많이 붓는 경우에는 의료진에게 바로 알려야 한다.

갑상선수술에만 특징적으로 생기는 합병증이 몇 가지 있다. 대표적으로 성대 신경 마비와 부갑상선기능저하를 들 수 있다.

목소리를 내는 데 관여하는 신경은 2쌍이 있다. 일반적으로 성대 신경이라고 하면 되돌이후두신경을 말한다. 되돌이후두신경은 머리(뇌)에서 나와서 목을 지나 가슴까지 내려왔다가 목(성대 근육)으로 되돌아 가는 특이한 경로 때문에 붙여진 이름이다. 성대를 열고 닫는 성대의 큰 운동을 담당한다. 가슴에서 목으로 되돌아 올라갈 때 갑상선 뒤쪽으로 지나간다. 그래서 갑상선암 자체에 의해 침범을 받기도 하고, 갑상선 수술 중 쉽게 손상을 받기도 한다. 성대 신경이 손상을 받으면, 목소리가 나빠진다. 목소리가 허스키해지고, 목소리를 내기 힘들어 진다. 말을 하지 못하게 될까 봐 걱정하는 경우를 종종 보는데, 말을 못하는 것은 아니다. 성대 신경은 물이나 음식을 먹을 때 성대를 잘 닫아주어 물이나 음식이 기도로 들어가는 것을 막아 주는 역할을 한다. 성대 신경에 문제가 생기면 성대가 잘 닫히지 않아 사레가 들릴 수 있다. 이런 증상이 생겼을 때는 이비인후과에서 시행하는 성대 주입술(혹은 주사 성대성형술) 같은 시술을 하면 비교적 쉽게 증상을 호전시킬 수 있다. 드물지만, 양측 성대 마비가 생기면 숨쉬기도 힘들어질 수 있다. 호흡 곤란 증상이 심각하면 기관절개라고 하는 수술(주. 갑상선이 있던 부위의 숨길에 구멍을 내는 수술)을 해서 숨을 잘 쉴 수 있도록 해야 하는 경우도 있다.

또 다른 한쌍의 성대 신경은 상후두신경이라는 것인데, 이 신경은 머리에서 내려와서 후두의 바깥에 있는 작은 근육으로 바로 들어가서 그 근육을 움직이게 한다. 이 신경은 잘 보이지 않는 위치에 있어 수술 중에 노출되지 않는 경우가 대부분이다. 그래서 손상 여부도 정확하게 판단하기 힘들다. 상후두신경이 연결된 근육은 고음을 낼 수 있게 하는 기능을 하기 때문에 이 신경이 손상되면 고음불가가 되어 노래 부르기가 힘들어 진다. 그런데 이 고음불가는 신경 손상이 없어도 흔하게 생기는데, 갑상선 주변을 세로로 길게 감싸고 있는 목근육들(띠근육)이 수술 후 붓거나 유착되기 때문에 생기는 것으로 생각한다.

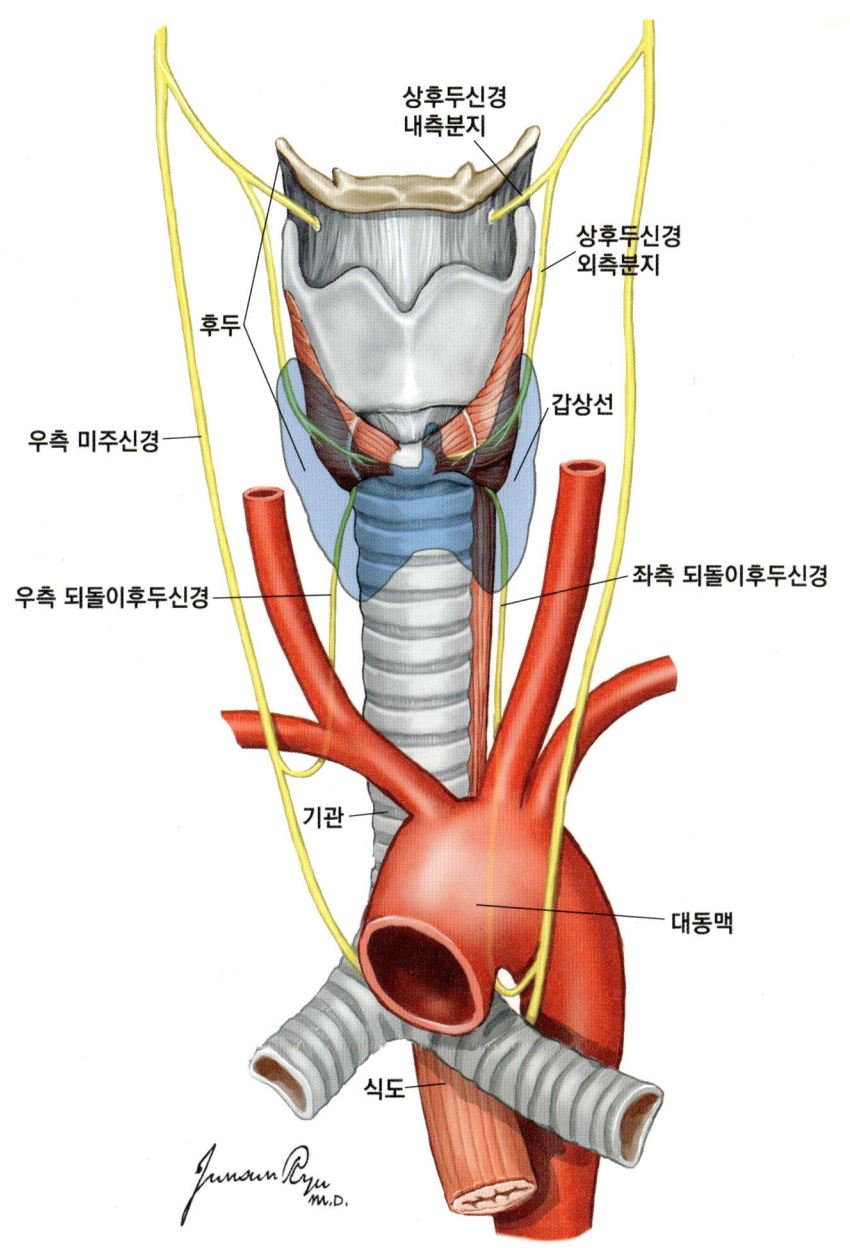

▲ [그림 6-2] 두 쌍의 성대 신경
되돌이후두신경과 상후두신경은 갑상선 뒤편에 가려져 있다.

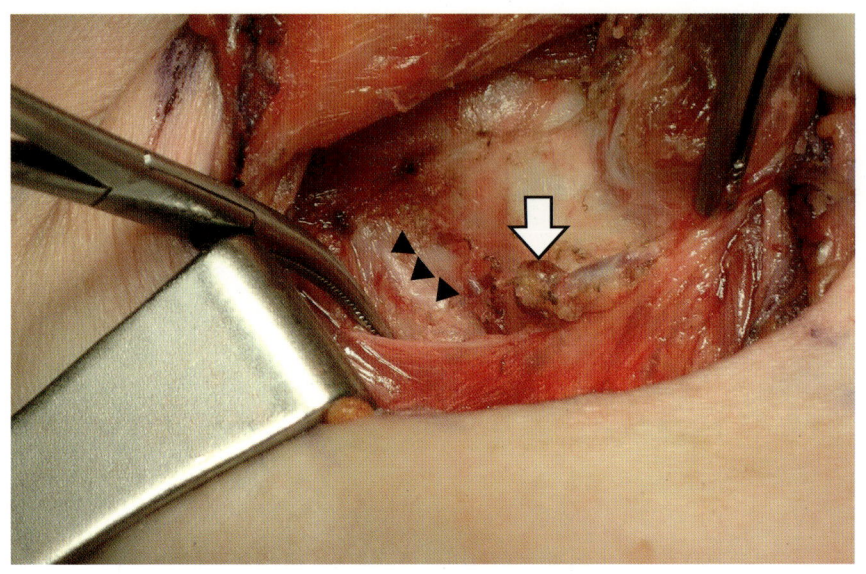

▲ [그림 6-3] 되돌이후두신경의 실제 모습

세 개의 삼각형으로 표시된 하얀 선 같은 구조물이 오른쪽 되돌이후두신경이다. 우측 갑상선이 주변에서 분리되어 젖혀져 있다. 화살표로 표시된 것은 혈관과 함께 잘 보존된 부갑상선이다.

 부갑상선은 갑상선 뒤쪽에 붙어있는 아주 작은 조직으로 보통 좌우에 2개씩, 모두 4개가 있다. 우리 몸속의 칼슘 농도를 조절하는 부갑상선호르몬을 만드는 기능을 한다. 부갑상선에 혈액을 공급하는 혈관은 갑상선 혈관과 연결되어 매우 복잡하고 가늘고 길다. 그래서 갑상선 수술 중에 혈관이 일부 혹은 전부 손상되는 경우가 종종 있다. 갑상선 전절제 수술을 받으면 약 20% 내지 40%의 환자에서 일시적인 부갑상선 기능저하가 생긴다. 일시적이라는 말은 대개 6개월 이내에 회복되는 상태를 말한다. 그 중 일부에서는 영구적인 부갑상선 기능저하로 남는 경우도 있는데, 전절제 수술 환자의 약 1% 내지 8%라고

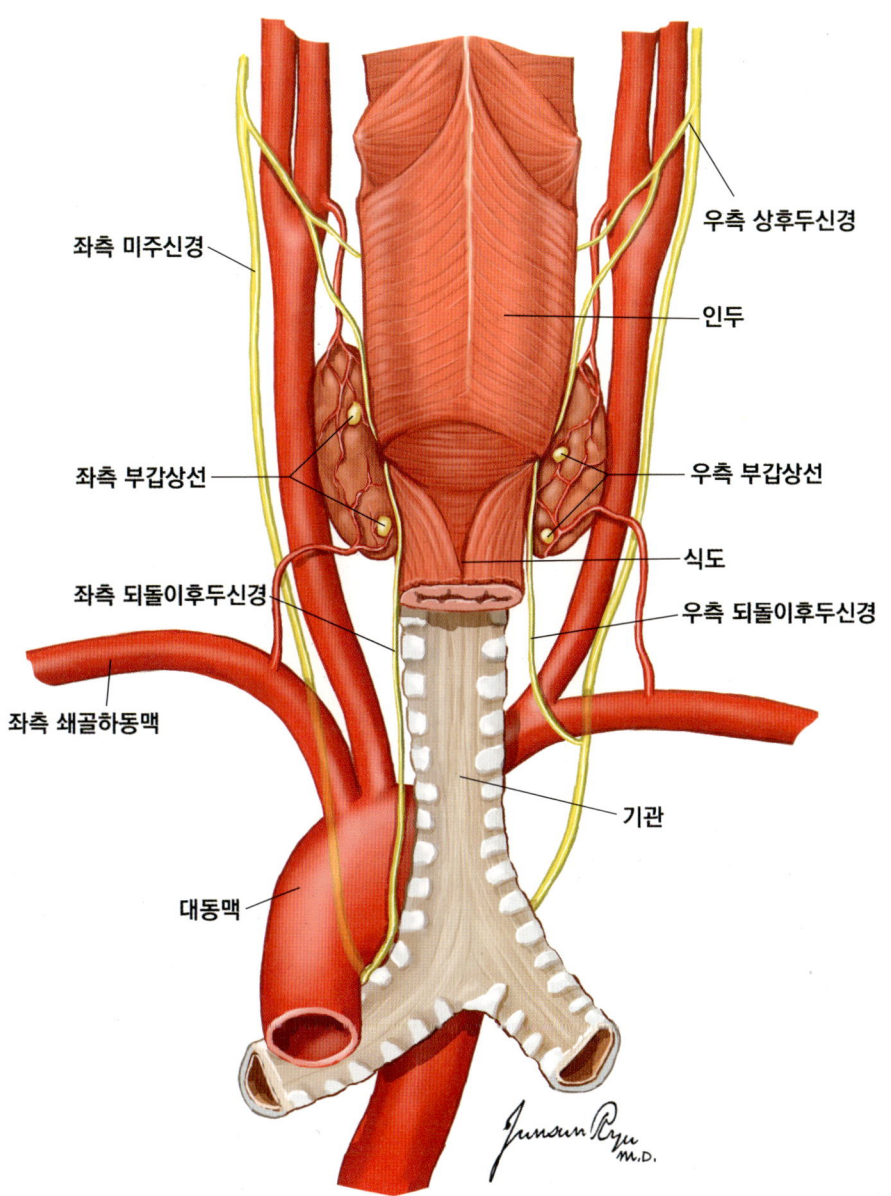

▲ [그림 6-4] 갑상선 부위를 뒤에서 보는 모습

부갑상선은 갑상선의 옆 혹은 뒤편에 보통 2쌍이 있다. 가는 혈관으로 연결되어 있어 갑상선을 제거할 때 그 혈관이 손상되기 쉽다.

제6장 갑상선 수술 범위에 대한 이해

알려져 있다. 부갑상선 기능저하가 생기면 혈액 속의 칼슘 농도가 낮아져서, 손발이 저리고 근육 경련이 발생한다. 칼슘과 비타민D를 복용하면 증상이 좋아지는데, 기능저하가 심하면 쉽게 치료되지 않는 경우도 있다. 이 부갑상선기능저하는 반절제 수술 후에는 거의 생기지 않는다. 수술하지 않은 반대편의 부갑상선 2개가 제대로 기능하고 있기 때문이다.

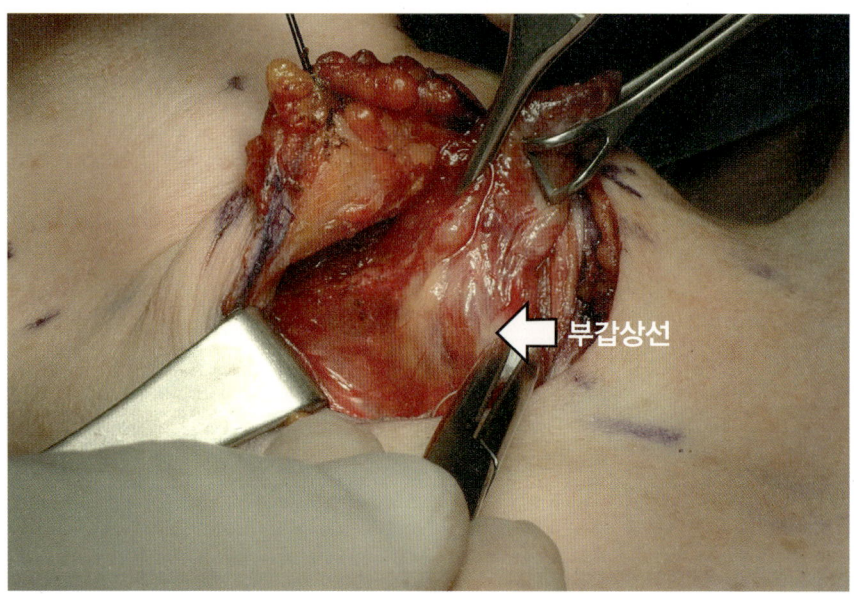

▲ [그림 6-5] 부갑상선의 실제 모습

갑상선 우엽 절제술 중인 사진으로, 겸자를 이용하여 갑상선을 젖히고 있는 상태. 화살표로 가리키는 부위, 주변보다 좀 짙은 갈색으로 보이는 것이 부갑상선이다.

갑상선암 수술, 입원은 어떻게 하는가?

　　수술을 위한 입원 기간, 수술 시간은 수술 내용에 따라 다르고, 수술하는 의사나 병원에 따라서도 많은 차이가 있다. 몇 년전에 캐나다의 한 연구자가 관련된 설문을 보내 온 적이 있다. 갑상선암 수술 후 당일에 퇴원이 가능한데, 너희는 어떻게 하느냐? 입원을 며칠 동안 한다면 이유가 뭐냐? 뭐 그런 내용이었다.

　　갑상선암 수술을 하고 몇 시간 정도 관찰 후 당일에 퇴원하는 당일 수술에 대해서는 연구 논문이 많이 있다. 입원 수술과 당일 수술의 합병증, 위험도에 차이가 없다는 결과들이다. 그래서 미국의 많은 병원에서는 수술 당일에 퇴원하는 경우가 흔하다고 알려져 있다. 가장 심각한 합병증은 출혈인데, 대부분의 심각한 출혈은 수술 직후 1-2시간 내로 발견할 수 있기 때문에 그런 경우에만 지혈을 위해 재수술을 하고 입원을 하게 된다. 부갑상선기능저하에 의한 칼슘저하증도 문제가 될 수 있는데, 이것은 수술 직후에 생기기도 하지만 수술 다음 날이나 며칠 후에도 생길 수 있다. 그래서 다양한 방법으로 칼슘저하증 발생을 예측하기 위해 노력하는데, 수술 당일에 퇴원하는 경우에는 칼슘저하증 여부에 관계 없이 칼슘을 처방하기도 한다.

　　우리나라에서 갑상선암 수술을 당일 수술로 시행하는 경우는 드물다. 입원을 해야 한다면 이유가 뭐냐는 그 설문에 잠깐 고민을 했던 기억이 있다. 그때 저자의 답변은 우선, 서울대학교병원에는 당일 수술 센터가 없기 때문이라고 했다. 저자는 오래 전부터 무출혈, 무배액관 수술을 해 오고 있는데, 가장 중요한 이유는 입원 기간을 줄이기 위해서 였다. 지금은 수술 전날 입원하고, 수술 다음

날 퇴원하는 2박3일 수술 일정을 원칙으로 하고 있다. 실제로는 원하면 당일에 퇴원하기도 하고 하루 더 있다가 퇴원하기도 한다. 만약 당일 수술 센터가 있으면 수술하는 날 병원에 오고 수술 후 당일 퇴원하는 일정이 보편화될 것이다. 두번째 이유는 우리나라는 여러 가지 이유로 환자가 입원을 원하는 경우가 많기 때문이라고 했다. 그렇지만 제한된 의료 시설을 여러 사람이 같이 사용해야 하는 점과 병원이라는 공간이 아무리 노력해도 감염 위험 측면에서 좋은 공간이 아니라는 점에서 입원 기간을 최소한으로 하는 것이 바람직하다고 생각한다.

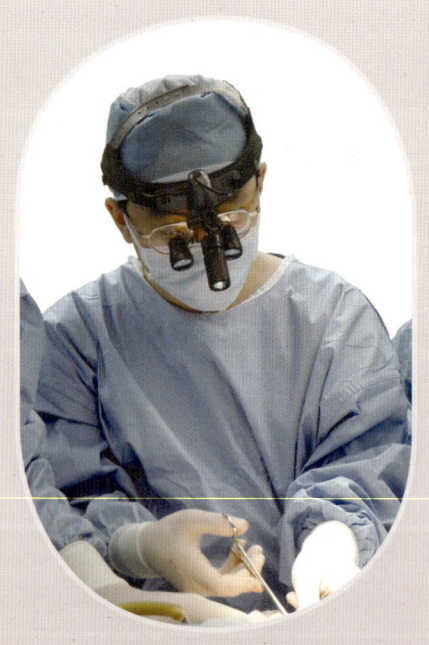

갑상선암 수술, 마취는 어떻게 하는가?

언젠가 약간 숨이 차고 목소리가 거친 환자 한 분이 외래 진료실로 오셨다. 두세 달 전에 다른 병원에서 갑상선암 수술을 받으셨는데, 안타깝게도 양쪽 성대 마비가 생긴 것이었다. 그래도 한쪽 성대는 조금 움직이는 편이어서 숨이 막히는 정도는 아니지만, 숨 쉬는 것이 매우 불편해 보였다. 그나마 처음보다는 조금씩 나아진 것이란다. 음식 삼킬 때 사레도 많이 들려서 고생했는데, 지금은 조금 나아졌단다. 저자의 외래로 오신 것은 수술 후에도 남아 있는 림프절 전이가 발견되어 림프절 절제 수술이 필요해서였다.

양쪽 성대 마비가 생기면 목소리도 나빠지고, 숨 쉬기도 불편해지고, 음식 먹는 것도 불편해져서 삶의 질이 매우 나빠진다. 그래도 몇 달 지나면 어느 정도 적응하고, 성대 신경의 손상이 심하지 않으면 서서히 회복되기도 한다. 그런데 이제 막 적응한 상태에서 전신마취 수술을 하면 문제가 심각해 질 수 있다. 전신마취를 위해 숨길에 튜브를 넣고 마취기계로 호흡을 유지했다가 튜브를 제거하고 나면, 지금까지 어렵게 적응한 것이 다시 나빠질 수 있다. 그래서 전신마취를 하지 않는 방법에 대해 고민을 했다.

갑상선 절제 수술이나 림프절 절제 수술을 할 때, 일반적으로는 전신마취를 한다. 전신마취는 약제를 이용하여, 환자의 의식, 감각, 운동을 소실시키는 것을 말한다. 마취제는 정맥으로 주사하거나, 기체 상태로 들이마시게 한다. 근육을 완전 이완시키는 약을 주사하기 때문에 움직일 수 없게 된다. 그래서 숨 쉬는 것도 불가능해져서 숨길(기관)에 튜브를 넣고 마취기계로 공기를 불어 넣어 호흡을 한다.

환자가 수술실에 들어 오면, 혈압, 맥박, 산소포화도 등을 측정할 수 있는 각종 감시장비를 환자 몸에 부착한다. 준비가 되면, 산소마스크로 숨을 쉬게 하면서 마취제를 주입한다. 환자가 의식을 잃고 근육이 충분히 이완되면, 숨길에 튜브를 넣을 수 있다. 튜브를 넣고 고정한 후 마취기에 연결하면 수술을 준비하기 시작한다. 이런 준비 시간이 수술 내용과 환자 상태에 따라 보통 10분 내지 20분 걸리는데, 큰 수술 때는 1시간씩 걸리기도 한다. 수술이 끝나면 마취제 주입을 중단하고 근육이완제의 효과를 없애는 약제를 주입하여, 환자를 깨우기 시작한다. 환자가 스스로 숨을 쉴 수 있는 상태가 되면 튜브를 제거한다. 수술이 끝나고 튜브를 빼기까지 10~30분이 소요되고, 회복실로 옮겨서 30분 내지 2시간 정도 회복하면, 환자는 병실로 옮겨진다.

전신마취와 관련하여 환자가 주의할 것은 없다. 다만, 지병이 있으면 전신마취 수술을 진행하는 데 지장이 없을지 추가 검사를 해야 하고, 혹시 있을지 모르는 위험성에 대해 인지할 필요가 있다. 전신마취 중 생기는 부작용은 다양하다. 드물지만 매우 위험한 부작용은 숨길이 막히는 것, 부정맥, 허혈성 심장질환 등이 있다. 정신이 맑게 깨는 데 시간이 오래 걸리는 것, 메스꺼움, 구토, 저체온, 떨림, 배뇨곤란 등은 비교적 흔하게 생긴다. 전신마취 후에는 숨길에 넣었던 튜브 때문에 침 삼킬 때 목이 아픈 증상(인후통)이 흔하게 생긴다. 전신마취 수술 당일 혹은 다음날에는 폐와 관련된 합병증이 종종 생기기 때문에, 가능한 많이 걸어 다니고, 심호흡을 자주 하는 것이 중요하다.

전신마취와 대비 되는 가장 단순한 마취는 국소마취다. 수술 부위에 국소마취제를 주사하여 감각을 마비시키는 방법이다. 단순

하다고 하여 합병증 면에서 훨씬 더 안전한 것은 아니다. 약제에 과민반응이 있으면 치명적인 경우도 있다. 전신마취와 국소마취 사이에는 다양한 종류의 마취가 존재한다. 갑상선 수술을 할 때 국소마취 만으로 진행하기에는 수술 부위가 넓고 깊어 쉽지 않다. 당일 수술로 갑상선 수술을 시행하는 미국 병원들에서는 갑상선 수술을 할 때 국소마취와 함께 MAC이라는 방법을 추가하여 마취하는 경우가 흔하다.

    우리말로 표현하기 매우 애매하여 의사들끼리는 맥마취라고 흔히 부른다. MAC은 Monitored anesthesia care의 약자인데, 굳이 우리말로 하자면 감시마취관리가 되겠다. 맥마취는 국소마취를 시행하거나 혹은 시행하지 않은 상태에서, 적절한 약제를 투여하여 진정과 진통을 돕는 과정이다. 전신마취와의 가장 큰 차이는 근이완제를 투여하지 않아 환자가 스스로 숨을 쉬기 때문에 숨길에 튜브를 넣지 않는다는 것이다. 위내시경 검사를 할 때 맥마취를 이용하는 경우가 많은데, 흔히 수면내시경, 수면마취라고 부른다. 맥마취를 수면마취로 쉽게 부를 수는 있지만, 같은 의미는 아니다. 맥마취는 약제의 용량을 조절하여 환자의 의식 상태를 수면 상태로 만들 수도 있고, 의식이 약간 저하되는 정도로만 마취하여 대화가 가능한 상태로 유지할 수도 있다. 후자를 의식하 진정이라 부르기도 하는데 넓은 의미로 맥마취에 속한다. 이렇게 의식 상태를 약 용량으로 조절하는 것을 마취의 깊이를 조절한다고 표현한다.

    양측 성대 마비 환자 수술을 계기로 갑상선 절제술이나 경부 절제술을 할 때 맥마취를 사용하기 시작했다. 수술을 시작할 때 피부 절개 부위와 갑상선 주변에 국소마취제를 주사한다. 수술 중에 환자가 통증을 느끼는 부위가 있으면 맥마취 약제의 용량을 올리거나 국소마취 주사를 추가한다. 전신마취와 비교해서 맥마취의 장점은 마취를 시작하고 마취에서 깨는 시간이 매우 짧다는 것이다. 이후 회복도 좀더 빠르고, 튜브 삽관을 하지 않기 때문에 목 부위 통증도 훨씬 덜 하다. 대신 환자마다 마취 되는 정도에 차이가 있어서 마취 유지가 전신마취에 비해 까다로운 편이고, 수술 중에 환자가 움직이면 수술이 조금 지연될 수 있다. 그래도 전체적으로 수술 시간(마취 시간 포함)이 20분 정도 짧아진다.

내시경 검사에 비해 시간이 긴 갑상선 수술을 맥마취로 시행할 경우, 환자가 스스로 숨을 쉬지 않는 무호흡 상태가 가끔씩 생긴다. 맥마취 때는 전신마취와 달리 숨길에 튜브를 넣지 않기 때문에 무호흡 상태가 지속되면 치명적이다. 그래서 마취의 깊이를 너무 깊지 않게 유지하기 위해 노력하는데, 환자마다 차이가 매우 많고 약제의 양을 조금만 변화시켜도 의식 상태의 변화가 많다. 어떤 환자는 마취가 되는 건지 모르겠다는 분도 있고, 어떤 분은 코까지 골면서 푹 주무시는 분도 있다.

저자는 최근, 갑상선 수술이나 경부절제술을 할 때, 수술 시간을 줄이고 회복을 빠르게 하기 위해 맥마취를 주로 사용하고 있다. 다만, 맥마취보다 전신마취를 선호하는 분, 이전에 수면 내시경검사 때 문제가 있었던 분, 언어가 잘 통하지 않는 외국인, 소아, 인지 장애가 있는 환자의 경우에는 전신마취로 수술한다. 신체질량지수(BMI) 25 이상의 비만이 있는 경우에도 전신마취를 선호하는데, 수술이 까다로워 수술 시간이 지연되는 경우가 많고, 맥마취 중 무호흡이 생길 확률이 높아 마취 유지가 힘들기 때문이다.

제7장

전이성 및 침습성 갑상선암의
수술에 대한 이해

"갑상선암은 어떻게 진단받게 되셨나요? 특별한 증상이 있었습니까?"

"건강검진 하다가 초음파검사를 한번 해 보라고 해서 했습니다. 특별히 불편한 것은 없었습니다. 통증도 없구요."

"그런데도 갑상선암이 상당히 진행한 상태에서 발견됐군요. 왼쪽 갑상선에서 생긴 암이 속으로 많이 자라들어가 기관이라고 하는 숨길과 후두를 침범했습니다. 게다가 갑상선 밖으로 나와서 림프절로 전이가 많이 되어 있습니다."

"선생님, 목소리를 살릴 수 있을까요? 그 전 병원에서는 수술로는 목소리를 살릴 수 없다고 했습니다."

"검사를 좀 더 해서 확인해야 하지만, 가능할 것 같습니다. 보통의 후두암으로 치면 후두를 살리는 것이 불가능한 위치지만, 갑상선암이기 때문에 후두를 일부만 제거하는 수술이 가능합니다."

"숨길도 잘라내야고 한다던데…"

"기관이라는 부위는 후두와 기관지를 연결하는 큰 숨길입니다. 전체가 10cm 정도되는데, 5cm 정도까지는 잘라내고 남은 부위를 연결하는 수술이 가능합니다. 대략 2~3cm 정도 잘라내면 되는 상태라 그리 어렵지 않습니다."

"림프절은요?"

"갑상선 바로 주변에 있는 림프절 뿐아니라 좀 멀리 떨어진 곳에 있는 림프절에도 전이가 있습니다. 전이가 있는 림프절만 찾아서 제거하면 재발을 많이 합니다. 그래서 그 림프절을 중심으로 어느 정도 넓은 부위만큼 구역을 정해서 수술하게 됩니다."

"선생님, 그런데 선생님은 이비인후과 전문의시던데, 수술은 외과에서 하는 게 아닌가요?"

"하하, 이런 질문 오랜만입니다. 저는 이비인후과 전문의인데, 세부전공이 두경부외과입니다. 후두암이나 구강암 '수술'을 전문으로 하는 사람입니다. 그런 암은 림프절 전이에 대한 치료가 매우 중요하기 때문에, 림프절 수술도 많이 합니다. 후두도 살리고, 림프절 수술도 잘 받으실 수 있도록 하기 위해 저에게 의뢰 되신 겁니다."

암은 처음 생긴 자리(원발 부위, 갑상선암에서는 갑상선)에서 자라기 시작하여, 언제인지 알 수는 없으나 다른 부위로 퍼져나가게 된다. 이를 전이라고 한다. 전이는 림프절 전이와 원격 전이로 나눌 수 있다. 림프절 전이는 갑상선 바로 주변에서 시작하여, 목의 측면, 넓은 부위의 림프절로 전이되는 경향을 보인다. 림프절 전이가 목보다 아래쪽으로 내려가면, 가슴 가운데 부위, 즉 오른쪽 폐와 왼쪽 폐 사이의 공간인 종격동이라고 불리는 곳의 림프절로 전이되기도 한다(제4장 [그림 4-1] 참조). 원격 전이는 갑상선암 세포가 폐나 뇌, 척추뼈, 골반뼈 같은 부위로 퍼져나간 것을 말한다. 많은 환자들이 오해하고 있는 개념인데, 림프절로 전이되었다고 해서 림프암(림프종)이 아닌 것처럼 폐로 전이되었다고 해서 폐암이 되는 것은 아니다. 갑상선암의 폐전이라고 부르는 것이고, 여전히 갑상선암이다. 림프절 전이는 대부분 수술적으로 제거가 가능하지만, 원격 전이는 위치에 따라 수술이 불가능한 경우도 많다. 원격 전이는 수술이 가능하면 가급적 수술을 먼저 하고, 수술 여부에 상관 없이 주로 방사성요오드치료를 해서 치료한다. 이 장에서는 경부 림프절 전이의 수술적 치료에 대해 알아 본다.

    갑상선암 세포가 원발 부위나 림프절에서 자라면서 주변 조직을 침범하게 되면 침습성 갑상선암이라고 부른다. 원발 부위인 갑상선에서 주변으로 침범하면, 기관(숨길), 후두, 식도, 성대 신경 등을 침범할 수 있다. 림프절에서 자라는 갑상선암이 주변 조직을 침습하면, 신경이나 혈관, 근육 등을 침범할 수 있다. 이 장의 뒷부분에서는 주로 원발부위의 침습성 갑상선암의 수술적 치료에 대해 알아 본다.

    전이성 갑상선암과 침습성 갑상선암은 암이 이미 어느 정도 진행한 상태이기 때문에 진행성 갑상선암이라 부른다.

림프절 전이는 어떻게 수술하나?

갑상선암, 특히 갑상선 유두암은 림프절로 전이되는 특징이 있기 때문에 수술할 때 림프절에 대한 수술을 고려하게 된다. 초음파검사나 CT에서 발견된 림프절 전이가 있을 때 시행하는 것을 '치료적 림프절 절제술'이라 한다. 림프절 전이가 발견되지 않아도 림프절 전이의 위험이 높은 경우에 시행하는 것을 '예방적 림프절 절제술'이라고 한다. 갑상선암에서의 예방적 림프절 절제술은 그 효과에 대해 논란이 있어 잘 시행하지 않는다. (이에 비해 구강암은 예방적 림프절절제술이 생존율에 도움이 된다고 알려져 있어서, 대부분의 구강암 환자에서 시행한다.)

목에 있는 림프절은 매우 많다. 크기도 다양하다. 염증이 있거나 암이 전이되면 크기가 커진다. 크기가 어느 정도 커진 림프절은 쉽게 눈에 띄기도 하지만, 대부분 지방층 속에 파묻혀 있어 잘 보이지 않는다. 림프절은 림프관으로 복잡하게 연결되어 있다. 전이가 발견된 림프절을 제거할 때 그 림프절만 제거하면 연결된 주변 림프절에 암세포가 남아 있을 가능성이 있다. 그래서 문제가 있는 림프절만 하나씩 떼어 내지 않고, 그 주변 림프절을 어느 정도 포함하여 제거한다. 이를 구역별로 제거한다고 표현한다. 목의 림프절은 크게 7개의 구역으로 나눈다. 목은 한자말로 경부라고 표현하며, 목의 림프절을 경부림프절이라고 부른다. 경부림프절 중 갑상선 바로 주변에 있는 림프절을 중심경부림프절이라 부르고, 그것보다 바깥쪽에 있는 것을 측경부림프절이라 부른다.

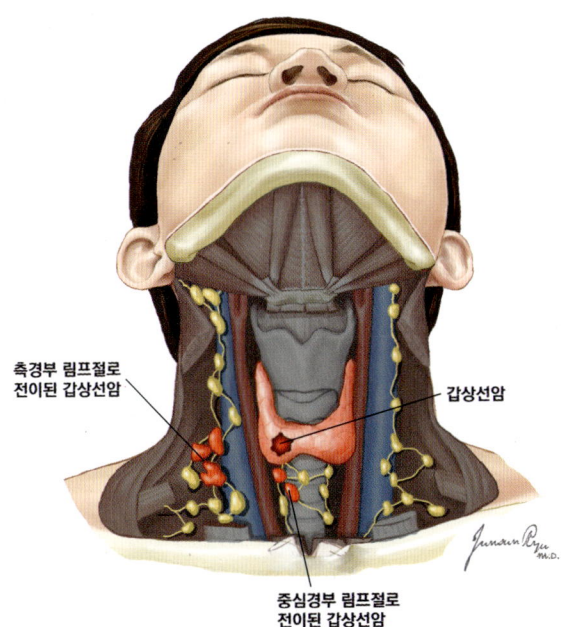

◀ [그림 7-1]

갑상선암의 림프절 전이

림프절은 중심경부림프절과 측경부림프절로 나눌 수 있다.

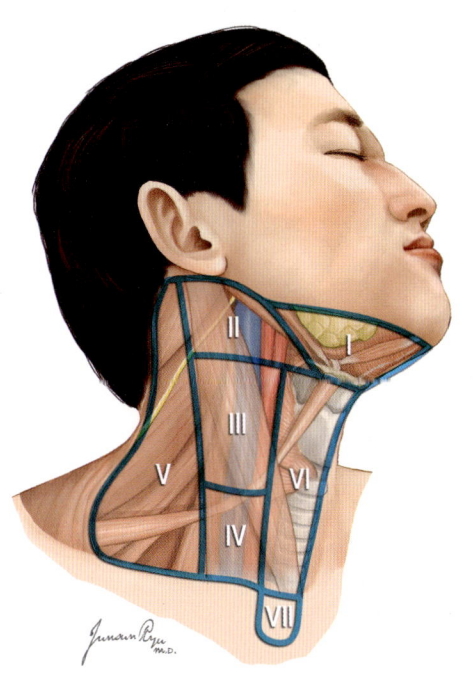

◀ [그림 7-2]

경부림프절의 7개 구역

경부림프절은 크게 7개의 구역으로 나눌 수 있다. 몸 속에서 명확하게 나누어져 있는 것은 아니고 근육이나 뼈, 연골 등을 기준으로 임의로 구분하여 이름 붙여 놓은 것이다.

제7장 전이성 및 침습성 갑상선암의 수술에 대한 이해

림프절을 구역의 개념을 가지고 일정한 구역만큼 제거하는 것을 '경부절제술(neck dissection)' 혹은 '경부림프절절제술'이라고 부른다. 경부절제술은 목에 있는 중요 구조물, 예를 들어 큰 동맥, 정맥, 근육, 신경들을 보존하면서, 그 사이에 있는 지방층을 제거하는 수술이다. 그 지방층 속에는 림프절들이 포함되어 있다. 필요에 따라서는 정맥, 근육, 신경을 같이 제거해야 하는 경우도 있다. 갑상선이 있는 목의 가운데 부위의 림프절 구역을 수술하는 것을 중심경부절제술이라고 하고, 그것보다 바깥의 목 부위 림프절 구역을 수술하는 것을 측경부절제술이라고 한다. 몇 개의 구역을 선택해서 수술하는 선택적경부절제술, 목에 있는 대부분의 림프절을 제거하는 변형근치적경부절제술이라는 용어도 많이 사용된다.

림프절을 그렇게 제거하면 어떤 문제가 생길까? 림프절은 면역에 관여한다는데, 면역에 문제가 생기지는 않을까 걱정이 될 수 있다. 그러나 몸에 무수히 많은 림프절 중 극히 일부가 제거되는 것이기 때문에 면역에 문제가 생기지는 않는다. 암세포가 전이된 림프절은 제거하지 않으면 재발의 원인이 된다. 림프절은 암세포가 머물면서 단계적으로 퍼져나가는 정거장 역할을 하기 때문에 수술로 암을 치료할 수 있는 기회를 제공한다.

중심경부절제술은 갑상선 주변에 있는 림프절을 제거하는 것이다. 구역으로 표현하면 VI 구역의 선택적경부절제술이다. 갑상선절제술을 할 때 같이 하는 경우에는 그래도 좀 나은데, 쉽지 않은 수술이다. 예전에 갑상선절제술을 하고, 몇 년이 지난 후에 재수술로 중심경부절제술을 시행하는 경우에는 수술 부위의 유착이 생겨 있기 때문에 수술이 어렵다. 가장 흔하게 생기는 합병증은 성대 신경 손상인데, 신경 손상을 막기 위해 많은 노력을 기울인다. 중심경부절제술을 하게 되면 목의 앞에 위치하고 있는 띠근육을 가르고 안쪽으로 들어가게 된다. 재수술로 경부절제술을 하게 되는 경우에는 이 띠근육에 유착이 심해지는 것을 피할 수 없다. 이렇게 되면 성대 신경의 손상이 없어도 목소리 내는 것이 불편해 지거나 고음을 내는 것이 불가능해 질 수 있다. 중심경부절제술 후에는 부갑상선기능저하에 의한 칼슘 대사 장애도 비교적 흔하다. 림프절이 들어 있는 조직 전체를 제거하는 동안 부갑상선으로 연결된 작은 혈관들이 손상될 가능성이 높다. 특히 재수술로 경부절제술을 시행하는 경우에는 부갑상선의 모양과 위치가 일정하지 않아 부갑상선을 확인하기 어렵고, 수술 부위가 유착되어 있는 경우에는 부갑상선에 연결된 혈관을 찾아서 보존하는 것이 매우 어렵다.

경부절제술의 부위나 범위에 관계 없이 수술 후 가장 흔하게 불편해 하는 증상은 목이 뻣뻣해 진다는 것이다. 이는 목의 근육과 근육 사이 지방층이 제거되기 때문에 근육들이 유착되어 생기는 증상이다. 수술하지 않은 쪽보다 조금 함몰되어 보이고, 딱딱해 진다. 목 운동을 하고, 수술 부위를 마사지하면 증상이 다소 나아진다. 그러나 함몰되어 비대칭인 부위는 시간이 지나도 다시 튀어 나오지 않는다. 측경부절제술을 할 때, 그 범위가 목의 위쪽으로 올라가거나 목의 뒤쪽으로 가게 되면, 어깨를 움직이는 신경(주. 부신경이라고 한다.)이 수술 부위에 노출된다. 신경이 손상되지 않더라도 어깨를 움직이는 것이 불편해지고, 어깨에 만성 통증이 생기는 경우가 종종 있다. 이때도 어깨 운동과 물리치료가 도움이 된다. 그 외에도 목이나 얼굴의 감각저하를 불편해 하는데, 이는 대부분 6개월 내지 1년에 걸쳐 천천히 좋아진다. 감각이 호전되는 것과 동시에 가끔씩 바늘로 찌르는 것 같은 순간적인 통증이 생기기도 하는데, 흔하게 생기는 증상이고 천천히 없어진다.

침습성 갑상선암의 수술

갑상선암이 진행하여 주변의 근육, 후두, 기관(숨길), 식도, 성대 신경을 침범한 경우를 침습성 갑상선암이라고 한다. 가끔은 전이된 림프절의 갑상선암 덩어리가 자라서 주변 조직을 침습하기도 한다. 과거 미국의 연구 자료(1994년)에 의하면 13% 내지 15%의 갑상선암이 침습성 갑상선암이라고 한다. 그런데 2000년 이후로 우리나라는 갑상선암 환자가 10배 이상 증가하였다. 최근에는 조기에 발견되는 경우가 훨씬 많기 때문에 침습성 갑상선암으로 진단되는 비율이 예전보다 훨씬 적을 것이다.

침습성 갑상선암은 진행한 갑상선암이기 때문에 예후가 좋지 않다. 특히 기관이나 식도를 침범한 경우에 더 그렇다. 생명에 지장을 주는 것도 문제지만, 기능이나 삶의 질에도 문제를 일으킨다. 성대 신경을 침범한 갑상선암은 목소리 변화, 삼킴 장애 등을 일으킨다. 어느 정도 치료가 가능한데, 완벽하지는 않다. 후두를 침범한 경우에는 아예 목소리를 잃을 위험도 있다.

침습성 갑상선암은 대개 갑상선암의 크기가 큰 경우에 의심해 볼 수 있는데, 진단이 쉽지 않다. 다양한 검사를 통해 침습성 갑상선암이 진단되거나 의심되면, 수술이 상당히 힘들어 진다. 수술 자체가 힘든 것도 있지만, 삶의 질을 고려할 때 어떻게 수술하는 것이 좋은가 결정하기 어려운 경우도 많다.

예를 들어, 후두 침범이 있을 때, 갑상선암을 여유 있게 (정상 조직을 충분히 많이 포함하여 제거하여 암세포가 남지 않게) 제거하고자 하면 후두를 살리기 어려운 경우가 있다. 다시 말해 후두를 제거하는 수술을 하여 목소리를 잃을 위험이 있다는 말이다. 이 때 암치료를 더 심각하게 고려하여 후두를 전부 제거할 것인가 아니면 재발의 염려가 좀 있더라도 기능을 살리기 위해 최소한으로 절제할 것인가 하는 선택이 필요하다. 일반적인 후두암이면 암치료 측면을 더 심각하게 고려하는데, 왜냐면 후두암이 재발하면 목숨을 잃을 확률이 높기 때문이다. 갑상선암이 후두를 침범한 경우에는 최소한으로 절제하고 방사선치료를 하는 경우가 더 흔하다. 보통의 갑상선암은 천천히 자라므로 나중에 재발하더라도 후두를 제거하는 수술을 다시 할 수 있는 기회가 있다. 이렇게 최소한으로 절제한다고 해도 암이 덩어리 째 남아 있으면 재발할 확률이 높으므로 정교하게 잘 절제해야 한다.

침습성 갑상선암의 수술은 기술적으로 어려운 경우가 많다. 그래서 후두, 기관, 식도, 신경에 대한 수술 테크닉이 좋은 의사가 하는 것이 바람직하다. 수술 테크닉이 좋은 것과 수술 경험이 많은 것은 좀 다른 이야기다. 갑상선암을 얼마나 완벽하게 절제할 것인가 하는 문제와 수술 후 발생할 기능적 문제 사이의 밸런스를 잘 고려해야 한다. 갑상선암이 역형성 변화를 한 경우가 아니라면, 환자의 삶에 질에 대해 더 가중치를 두고 고민해야 한다. 수술적으로 완벽하게 제거되지 않은 경우에는 방사선치료 등 추가적인 치료에 대해 적극적으로 고려해야 한다. 완벽하게 제거되지 않은 부위에서 갑상선암이 재발하면, 다시 똑같은 고민을 하게 되고 다음 수술 후에는 기능적으로 더 나쁜 결과가 남게 되기 때문이다.

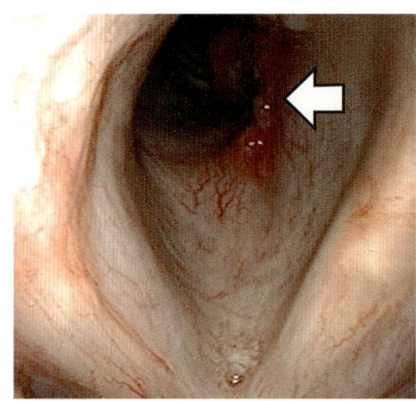 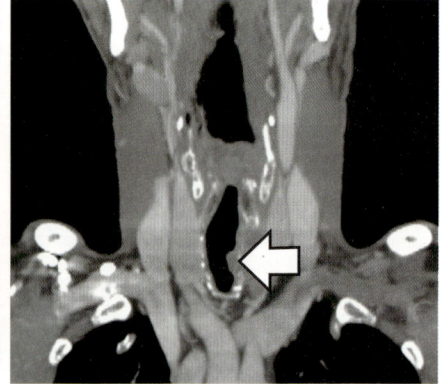

▲ [그림 7-3] 기관 및 후두를 침범한 갑상선암

후두를 제거하지 않고 수술이 가능한지 알아 보기 위해 저자를 찾아 온 환자로, 후두 연골 일부를 제거하고 기관의 소매 절제술 및 단단문합술을 통해 후두를 살릴 수 있었다. 성대 신경도 보존하여 기능적인 후유증이 남지 않았고, 수술 후 방사선치료를 하여 2년 이상 재발 없이 잘 지내고 있다.

PART 4

"갑상선암 수술 후 어떻게 관리하나?"

갑상선암 수술을 받은 분께

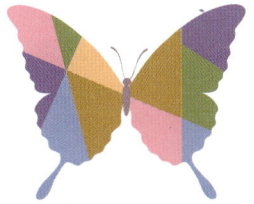

제8장 갑상선수술 후 관리

제9장 갑상선암 수술 후 보조치료

제8장

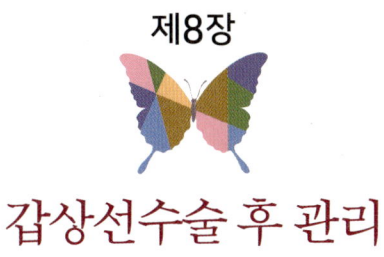

갑상선수술 후 관리

"이제 좀 깨셨네요? 많이 아프세요?"

"많이 아프지는 않은데, 침 삼킬 때 목이 좀 따끔거리네요."

"네, 전신마취 하고 나면 목이 좀 아플 수 있습니다."

"선생님, 수술은 잘 되었나요? 상태가 많이 나쁘지는 않았나요?"

"수술이 깔끔하게 잘 되었습니다. 반절제만 했습니다. 특별히 나쁜 소견은 없었습니다. 출혈도 거의 없어 배액관도 넣지 않았고요. 오늘 오후에 퇴원하셔도 됩니다."

"감사합니다. 아직은 좀 어질 하네요."

"마취가 좀더 깨면 기분이 나아질 겁니다."

"특별히 주의할 것은 없을까요?"

"네, 특별히 주의할 것은 없습니다. 지금 불편한 증상 외에 다른 증상이 생기면 바로 말씀해 주세요. 아주 드물지만, 뒤늦게 출혈이 생기면 위험한 상황이 될 수 있습니다. 숨이 차거나 목이 죄는 증상이 생기면 말씀해 주세요. 문제가 있는 것인지 저희가 확인해 드리겠습니다."

"목을 움직이면 안 되나요?"

"그냥 평소대로 편하게 움직이셔도 됩니다. 내일부터는 목 운동도 좀 하시고 어깨 운동도 좀 하시면 더 편하실 겁니다."

"참, 성대 신경은 괜찮은가요?"

"지금 목소리가 괜찮은 것으로 봐서는 성대 마비는 없을 것 같은데, 나중에 확인해 드리겠습니다."

"목소리를 내면 안 되나요? 그런 이야기를 들은 것 같아서요."

"목소리는 제한하실 이유가 전혀 없습니다. 많이 사용하셔도 됩니다."

"근데요… 방사성요오드치료는 정말 하지 않는 것이죠?"

"물론이죠. 방사성요오드치료를 하고자 했으면 반절제가 아니라 전절제를 선택했어야 합니다. 결절의 크기도 작고 림프절 전이 소견도 없기 때문에 반절제만 하고 지켜 보셔도 됩니다. 물론 재발할 가능성이 전혀 없는 것은 아니기 때문에 평생 관찰하셔야 합니다."

"갑상선호르몬은 안 먹어도 되나요?"

갑상선수술 후 갑상선호르몬제를 꼭 먹어야 하나?

갑상선호르몬은 갑상선에서 만들어지고 혈액으로 분비되는 호르몬이다. 이 호르몬은 우리 몸의 대사를 담당하여 에너지를 만들어내는 일을 한다. 갑상선호르몬은 갑상선에서 만들어지지만, 갑상선호르몬의 생산을 조절하는 것은 뇌하수체에서 만들어지는 갑상선자극호르몬(TSH, Thyroid-stimulating hormone)이다. 갑상선자극호르몬이 비정상적으로 많아지면 갑상선호르몬 생산량이 늘어난다. 반대로 어떤 이유로 갑상선호르몬의 양이 지나치게 늘어나면 갑상선자극호르몬의 생산은 억제된다. 또 갑상선호르몬의 양이 모자라면 갑상선자극호르몬의 생산이 늘어난다.

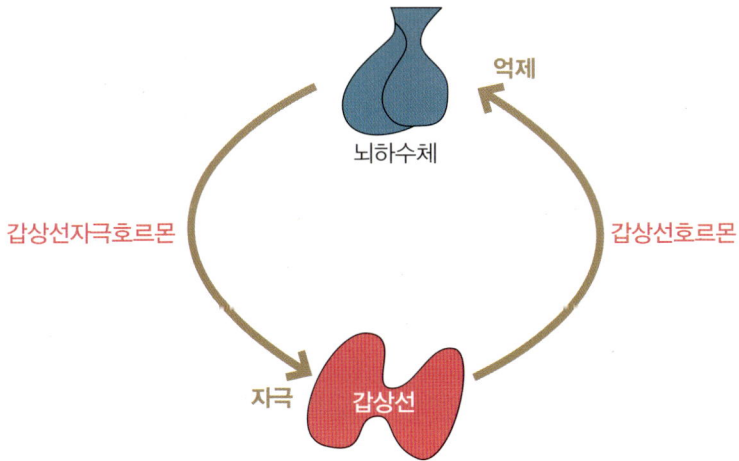

▲ [그림 8-1] 갑상선자극호르몬과 갑상선호르몬의 상호 작용
갑상선자극호르몬 수치가 상승하면 갑상선호르몬 수치도 상승한다. 갑상선호르몬제를 과량 복용하여 갑상선호르몬 수치가 상승하면 갑상선자극호르몬 분비는 억제된다. 갑상선호르몬이 부족해지면 갑상선자극호르몬 수치는 상승한다.

갑상선암이 갑상선호르몬을 더 많이 생산하거나 억제하여 갑상선 기능에 문제를 일으키는 경우는 없다. 갑상선암과는 별개로 몸에서 갑상선호르몬이 부족하거나 지나치게 많은 경우가 생길 수 있다. 이를 갑상선기능저하증과 갑상선기능항진증이라고 부른다. 갑상선기능저하증의 증상은 만성피로, 식욕부진, 체중 증가, 추위를 많이 타는 것, 변비 등이 있을 수 있다. 피부가 붓고 건조해지고, 여성의 경우 생리 주기 변화나 월경 과다의 원인이 되기도 한다. 갑상선호르몬이 심하게 부족한 경우에는 혼수, 체온 저하, 저혈압 등의 심각한 증상이 생길 수 있다. 갑상선기능항진증의 증상은 왕성한 식욕에도 불구하고 체중이 감소하거나 더위를 참지 못하고, 맥박이 빨라지며 가슴 두근거림이 생길 수 있다. 피로감, 불안감 및 초조함 같은 증상도 생길 수 있고, 근력 약화로 근육마비가 올 수도 있다. 간혹 갑상선기능저하증이나 갑상선기능항진증이 심해지면 갑상선암이 될 수 있다고 오해하는 분들이 있는데, 그런 일은 없다.

갑상선 수술 후 갑상선호르몬제를 복용하는 이유는 두 가지다.

우선 갑상선호르몬이 부족해서 보충하는 경우다. 갑상선 전절제 수술 후에는 몸에 갑상선 조직이 거의 다 없어 진다. 그래서 갑상선호르몬을 외부에서 공급하지 않으면 심각한 갑상선기능저하증의 증상을 경험하게 된다. 다시 말해, 갑상선 전절제 수술 후에는 갑상선호르몬제를 반드시 복용해야 한다. 씬지로이드(Synthroid)라는 이름의 알약인데, 매일 아침 식전 30분 내지 1시간에 공복 상태일 때 복용한다. 다른 음식이나 약이랑 같이 복용하면 흡수가 잘 안되니 주의해야 한다.

갑상선 반절제 수술 후에는 남아 있는 절반의 갑상선이 전보다 두 배의 일을 잘 하면 갑상선호르몬의 혈액 수치가 정상으로 유지된다. 조금 모자라면 갑상선호르몬 수치는 정상인데 갑상선자극호르몬 수치만 약간 상승하는 경우가 있다. 갑상선 반절제 수술을 받은 환자의 약 20%에서는 혈액 수치 이상이 나타난다. 10% 정도는 갑상선호르몬제를 복용해야 하는 정도의 갑상선기능저하증을 경험한다.

갑상선암 때문에 갑상선 절제 수술을 한 후 갑상선호르몬제를 복용하는 두 번째 이유는 갑상선암의 재발을 억제하기 위해서다. 이를 갑상선자극호르몬 억제요법이라고 한다. 몸 속의 갑상선호르몬의 양을 조절하는 갑상선자극호르몬은 갑상선 세포나 갑상선암 세포의 활성에도 영향을 미친다. 갑상선자극호르몬의 농도가 높아지면 갑상선암 세포의 활성이 높아지는 것이다. 갑상선호르몬제를 필요한 양보다 더 많이 복용하여 갑상선기능항진의 상태가 되면, 갑상선자극호르몬의 분비가 억제된다. 갑상선자극호르몬의 농도가 낮아지면 갑상선암 세포의 활성이 억제되고, 갑상선암의 재발이 억제되는 것이다.

갑상선호르몬을 얼마나 더 많이 복용하고, 갑상선기능항진의 정도를 얼마나 되게 만들 것인가는 갑상선암의 재발 위험 정도와 관련 있다. 재발 위험이 높거나 재발하면 증상이 심각해 질 위험이 큰 경우에는 갑상선자극호르몬이 거의 분비되지 않도록 많은 양의 갑상선호르몬제를 복용한다. 갑상선호르몬제를 과량 복용하는 것은 갑상선암 재발을 억제하는 데는 효과가 있지만, 부작용도 만만치 않다. 갑상선기능항진증의 증상뿐 아니라, 장기간 과량으로 복용하는 경우에는 다른 합병증들도 생길 수 있다. 허혈성 심장질환 환자의 협심증 악화, 노인의 부정맥(심방세동) 위험 증가, 폐경후 여성의 골다공증 위험 증가 등이다. 따라서 갑상선자극호르몬 억제요법은 그 기대효과와 위험성에 대해 잘 비교해서 결정해야 한다.

반절제 수술 후 갑상선자극호르몬 억제요법에 대해서는 그 효과를 뒷받침할 만한 좋은 연구 결과가 없다. 미국갑상선학회 가이드라인에서는 억제요법의 효과에 대한 근거가 부족하지만, 갑상선암의 재발을 줄이기 위해 갑상선호르몬을 복용하는 것을 미약하나마 권고하고 있다. 갑상선암의 진단과 수술은 그 효과에 대한 근거가 부족하기 때문에 덜 하자는 입장인데 반해, 갑상선자극호르몬 억제요법은 근거가 부족하지만 시행하는 것을 권고하는 것은 약간 모순된다고 생각한다. 갑상선암 자체의 위험성이나 재발 위험도가 낮기 때문 반절제 수술을 선택하였으므로, 반절제 수술을 받은 모든 환자를 대상으로 억제요법을 하는 것은 바람직하지 않다고 생각한다.

갑상선수술 후 목소리를 내도 되는가?

가끔 "갑상선 수술 후에는 말을 하면 안 된다고 하던데, 얼마 동안 하면 안 되나요?"라고 물어 보시는 분들이 있다. 누가 이런 이상한 이야기를 했나 싶은 질문이다. 갑상선 수술 후 목소리를 내지 말아야 할 아무런 이유도 없다.

갑상선 수술 후 생길 수 있는 특별한 합병증 중 하나가 성대 마비다. 갑상선암이 성대 신경을 침범하면 성대 마비가 생기는데, 성대 마비가 있어도 마비된 성대의 상태에 따라 별다른 증상을 못 느끼기도 한다. 수술 전에 반드시 후두내시경으로 성대를 관찰하는 것은 이런 것을 확인하기 위해서다. 갑상선암이 성대 신경을 이미 침범했으나 아직 성대 마비가 생기지 않은 경우도 있다. 이런 경우에는 수술 중에 불가피하게 성대 신경을 절단해야 할 수도 있다. 성대 신경을 절단했거나 수술 과정 중에 뜻하지 않게 성대 신경이 손상되면 성대 마비가 생긴다. 이런 경우에는 대개 성대 마비가 영구적으로 남게 된다. 수술 중 직접적인 손상이 없었는데도 불구하고 성대 마비가 생기는 경우도 종종 있다. 아마도 미세하게 당겨지거나, 지혈 도구로 인한 열, 전류에 의한 손상이 원인일 것으로 추정한다. 이런 경우는 3-6개월 만에 자연 회복될 가능성이 높다.

성대는 숨을 쉴 때 열리고, 목소리 낼 때나 음식을 먹을 때 닫힌다. 성대 마비가 생기면 성대가 움직이지 않고 어느 지점엔가 멈춰 있게 된다. 닫힌 상태로 멈춰 있으면 큰 불편함을 못 느끼는 경우도 있다. 한쪽 성대 마비가 생겨 성대가 닫힌 상태일 때는 숨 차는 증상이 생기지 않는데, 양쪽 성대 마비가 생겨서 양쪽 성대가 모두 닫힌 모습으로 멈춰 있으면 숨을 잘 쉴 수 없어 매우 위험한 상황이 생길 수 있다. 반면 열린 상태로 멈춰 있으면 숨 쉬는 데는 지장이 없다. 대신 목소리가 나빠지고, 침 삼키거나 음식 삼킬 때 사레가 들리게 된다. 사레가 들리면 흡인성 폐렴으로 위험해 질 수 있다. 성대 마비가 없어도 통증이 있거나 부어 있어서 목소리가 나쁘게 나오기도 한다. 그래서 후두내시경으로 관찰하기 전에는 마비가 있는지 없는지 확실하게 알기 어렵다.

성대 마비가 뚜렷하게 있든 없든 성대의 기능이 떨어지면 성대를 자주 사용하는 것이 기능 회복에 도움이 된다. 성대를 자주 사용한다는 것은 목소리를 많이 내는 것이다. 무턱대고 많이 내는 것은 아니고 잘 내야 한다. 목소리를 내는 것이 많이 힘들고 정상적이지 않으면, 음성치료를 받으면서 목소리를 제대로 사용하도록 해야 한다. 한쪽 마비가 있는 경우 자주 성대를 사용하다 보면 불편하던 증상들이 조금이나마 호전되는 것을 느낄 수 있다. 마비는 지속되어도 마비가 없는 부위를 좀더 잘 움직여서 적응하게 되는 것이다.

성대가 많이 열려 있는 상태로 마비되어 있는 경우에는 말 하기, 음식 먹기가 많이 힘들어 연습 만으로 호전되기 어려울 수 있다. 이때는 성대주입술(주사 성대성형술)이라는 시술을 받으면 도움이 많이 된다. 마비되어 벌어져 있는 성대 부위에 필러를 주입하여 반대쪽 정상 성대와 접촉할 수 있도록 해 주는 시술이다. 대개 진료실에서 시행하고,

목에 가는 주사 바늘을 찔러 넣어서 하는 비교적 간단한 시술이다. 필러는 대개 6개월 내지 1년만에 몸에 흡수되어 없어진다. 이 시기 이후에 다시 성대 마비의 증상이 심해지면, 성대주입술을 반복하거나 수술적 치료를 고려해야 한다. 수술적 치료는 마비된 성대의 위치를 닫혀 있는 모양새가 되도록 옮겨 주는 수술을 말한다.

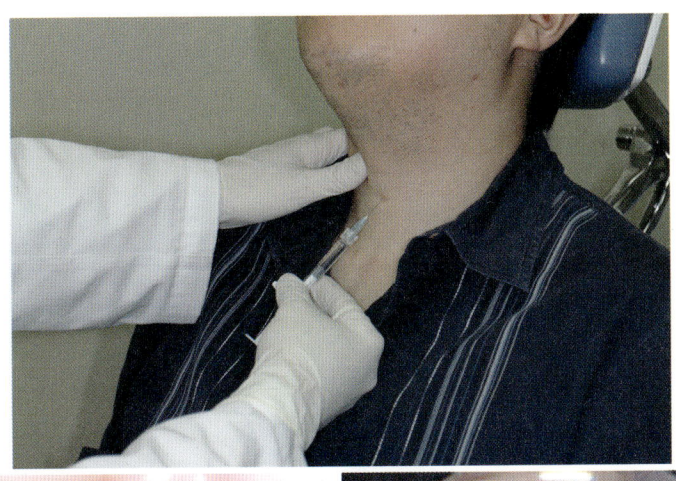

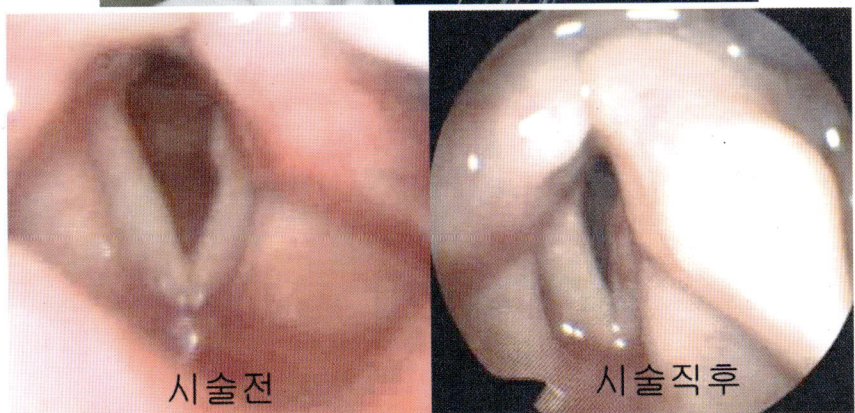

▲ [그림 8-2] 성대주입술
왼쪽(후두 사진에서는 오른쪽)의 성대 마비가 있는 환자에서 성대주입술을 하는 장면(상)과 시술 전후의 후두 사진(하). 성대가 안쪽으로 밀려 들어 온 것을 볼 수 있다.

갑상선 수술 후에는 통증 때문에 혹은 목에 수술했다는 사실 때문에 목을 움직이지 않고 긴장 상태를 유지하고 있는 분들을 볼 수 있다. 지나친 긴장 상태를 유지하면 근육통, 두통으로 고생할 수 있다. 하루 정도는 많이 움직이지 않는 것이 좋다. 수술 다음 날 아침부터는 목이나 어깨를 부드럽게 풀어 주고 스트레칭을 하는 것이 목 부위

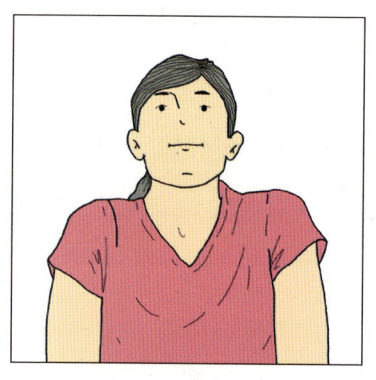

어깨 돌리기(1) (앞으로 올려서 뒤로 내린다. 5회 반복)

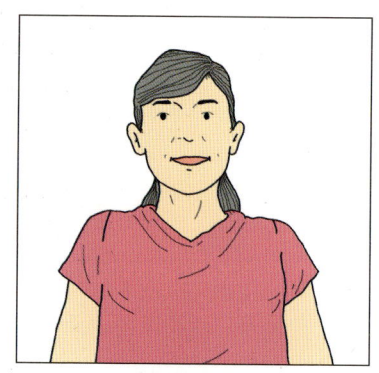

어깨 돌리기(2) (뒤로 올려서 앞으로 내린다. 5회 반복)

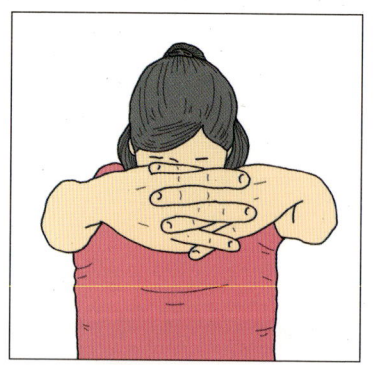

앞으로 팔 뻗기 (고개를 약간 숙인 상태에서 손을 깍지 끼고 최대한 멀리 앞으로 뻗는다)

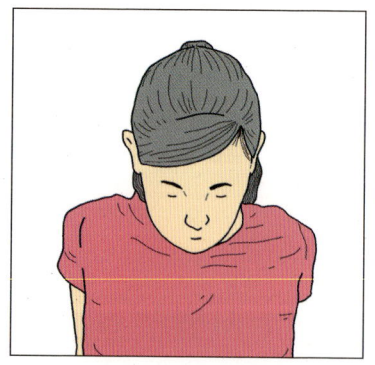

뒤로 팔 뻗기 (고개를 약간 숙인 상태에서 손을 깍지 끼고 최대한 멀리 뒤로 뻗는다)

PART 4 "갑상선암 수술 후 어떻게 관리하나?"

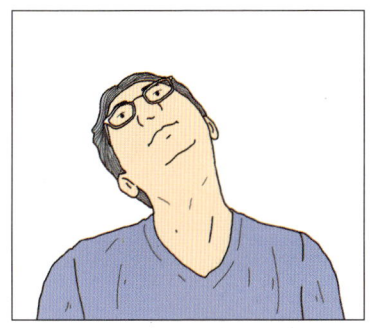

고개 돌리기 (1) (고개를 숙인 상태에서 오른쪽 방향으로 고개를 들면서 돌린다. 5회 반복)

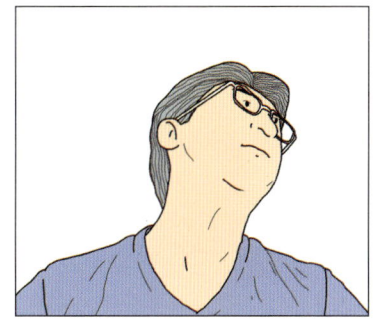

고개 돌리기 (2) (고개를 숙인 상태에서 왼쪽 방향으로 고개를 들면서 돌린다. 5회 반복)

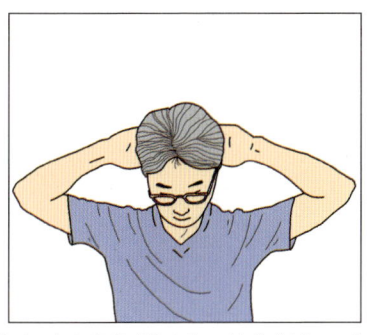

고개 숙이기 (정면을 보는 상태에서 고개를 최대한 깊이 숙이고, 양손으로 지긋이 눌려준다)

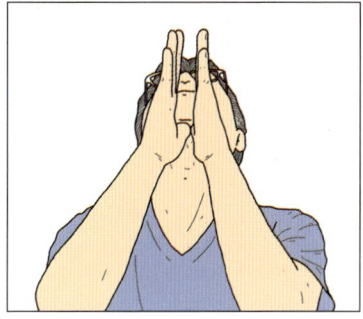

고개 젖히기 (정면을 보는 상태에서 고개를 최대한 뒤로 젖히고, 양손 엄지손가락으로 밀어 올린다. 갑상선 수술 부위 스트레칭에 가장 중요한 동작이다)

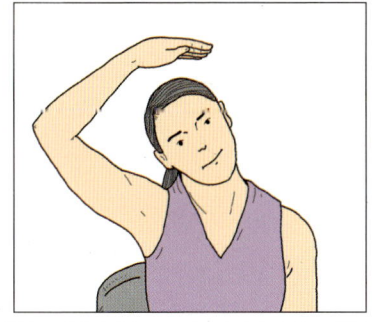

고개를 오른쪽 옆으로 숙이기 (1) (고개를 오른쪽 옆으로 숙인 상태에서 힘을 빼고 오른 손으로 머리를 가볍게 잡고 당긴다)

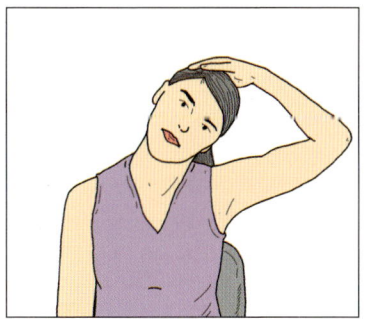

고개를 왼쪽 옆으로 숙이기 (2) (고개를 왼쪽 옆으로 숙인 상태에서 힘을 빼고 왼 손으로 머리를 가볍게 잡고 당긴다)

제8장 갑상선수술 후 관리

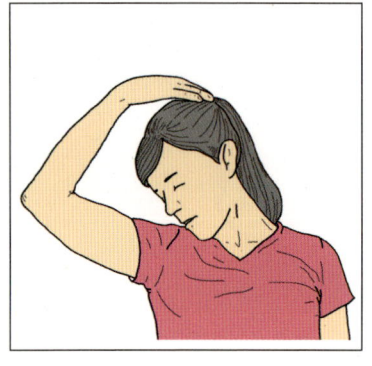 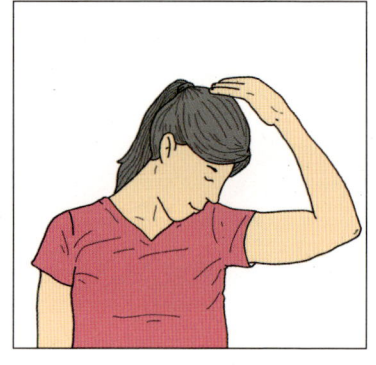

고개 비스듬히 오른쪽 옆으로 숙이기 (1) (고개를 오른쪽으로 돌린 상태로 숙이고 오른손으로 가볍게 당긴다. 첫 세트는 오른쪽 어깨를 보는 방향으로 숙이고, 다음 세트는 오른쪽 무릎을 보는 방향으로 숙인다)

고개 비스듬히 왼쪽 옆으로 숙이기 (2) (고개를 왼쪽으로 돌린 상태로 숙이고 왼손으로 가볍게 당긴다. 첫 세트는 왼쪽 어깨를 보는 방향으로 숙이고, 다음 세트는 왼쪽 무릎을 보는 방향으로 숙인다)

▲ [그림 8-3] 어깨 및 목 운동 방법의 예

어깨 돌리기나 목 돌리기로 부드럽게 시작하고, 스트레칭 하는 동작은 5-10초를 유지한다. 유착된 근육을 풀어 주기 위해서는 20-30초 정도 유지하는 것이 좋다.

통증이나 불편감을 줄여주는 데 도움이 된다. 수술 부위 근육에 유착이 생기면 음식 삼킬 때 불편한 느낌도 오래 가고, 목소리를 잘 내는 것도 힘들어 질 수 있다. 수술 후 2주 정도가 지나면 목 근육을 적극적으로 스트레칭하고 손으로 마사지 하는 것이 이런 유착 방지에 도움이 된다.

갑상선수술 후 흉터 관리는 어떻게 하나?

갑상선 수술을 하면 흉터는 피할 수 없다. 갑상선 바로 근처의 목에 있는 흉터를 피하기 위해 겨드랑이나 가슴, 귀 뒤를 이용해서 내시경 수술이나 로봇 수술을 하기도 한다. 흉터의 위치를 눈에 바로 띄지 않는 곳으로 옮겨주는 수술일 뿐, 흉터 없는 갑상선 수술이라는 것은 없다. 목이 아닌 곳을 절개하고 들어 가는 수술을 받는 경우 피부 속 상처는 목을 절개하는 경우보다 훨씬 광범위하다.

흉터 없이 수술할 수 없기 때문에 흉터가 눈에 잘 띄지 않도록, 미용적으로 문제가 없도록 하기 위해 노력한다. 가장 중요한 것은 수술할 때 목 주름에 맞게 피부 절개를 잘 하고, 봉합을 잘 하는 것이다. 아무리 똑같이 노력해도 흉터의 모습은 차이가 난다. 50대 이후의 연령층에서는 목 주름이 비교적 뚜렷해서 피부 절개를 예쁘게 잘 하기가 더 쉽다. 그리고 흉터도 보기 좋게 아무는 경우가 대부분이다. 다만, 60~70대 이후에는 피부 절개 부위 위쪽의 붓기가 오래 가는 경우가 종종 있다.

피부 절개 부위의 봉합은 다양한 방법으로 할 수 있다. 실을 이용하기도 하고 본드나 테이프를 이용할 수도 있다. 저자는 최근에 테이프를 주로 이용하고 있는데, 테이프를 2주 정도 유지한 후 제거해 준다. 테이프를 제거하는 날, 상처의 모습을 보고는 다들 그 깔끔함에 감탄한다. 그런데 일부 환자에서는 시간이 지나면서 점점 문제가 생긴다. 상처가 붉게 변하고 점점 도드라지게 튀어나오면서 보기 흉해지는 것이다. 이를 비후성 반흔이라고 한다. 이를 예방하고 치료하기 위해, 테이프를 제거한 후에 실리콘젤 시트나 실리콘젤 연고, 혹은 다른 흉터완화연고 등을 사용하도록 권하고 있다. 레이저치료나 스테로

이드 주사치료를 병행하는 것이 도움이 될 수 있다. 햇빛을 받으면 색소 침착이 심해지기 때문에 가리고 다니거나 자외선 차단제를 잘 바르는 것이 좋다.

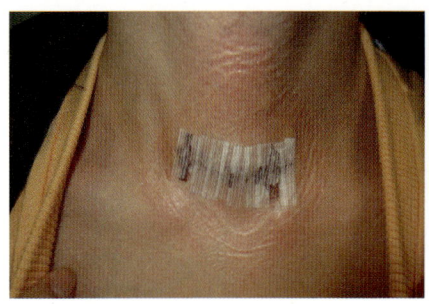
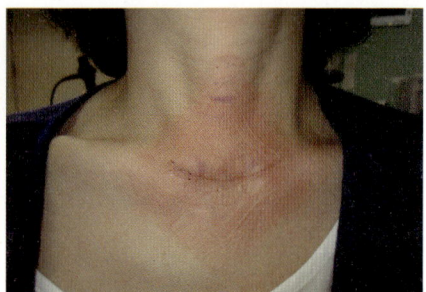

▲ [그림 8-4] 갑상선 수술 직후의 상처 사진
테이프로 봉합한 모습(좌)과 10일 정도 후 테이프를 제거한 모습(우)

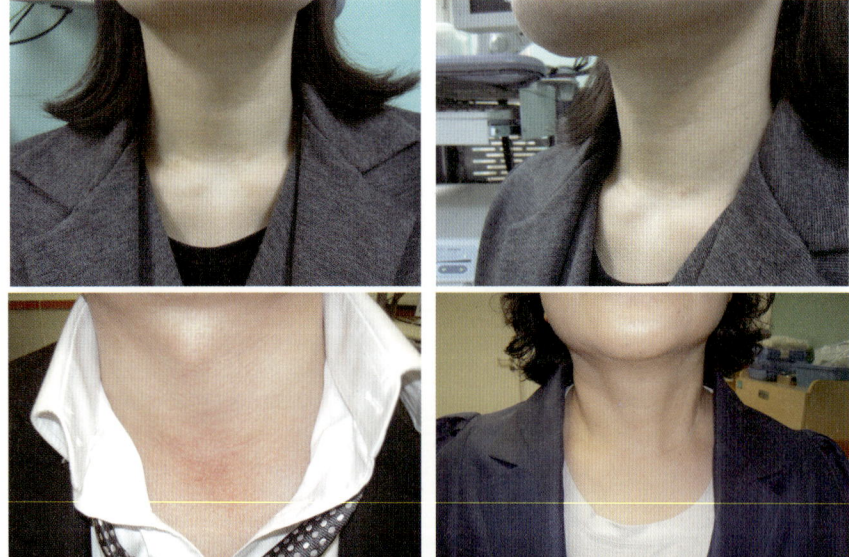

▲ [그림 8-5] 갑상선 수술 후 흉터 사진
흉터가 이렇게 보기 좋게 아무는 경우가 더 많지만, 특별한 관리나 치료를 잘 해도 보기 좋지 않은 경우도 종종 있다.

갑상선암 수술 후 추적 관찰은 뭘 보는 것인가?

갑상선 전절제 수술을 받으면 필요에 따라 방사성요오드치료를 받게 된다. 방사성요오드치료를 더 하지 않기로 하면, 일단 치료가 끝나고 추적 관찰 기간에 들어갔다고 할 수 있다. 갑상선 반절제 수술을 받은 경우에는 대부분 더 이상 치료를 하지 않기 때문에 수술 이후부터 바로 추적 관찰 기간에 들어간다. 이 때 추적 관찰은 두 가지 측면을 보게 된다.

우선 갑상선 기능을 본다. 혈액검사를 통해 갑상선호르몬 수치와 갑상선자극호르몬 수치를 측정한다. 갑상선암의 재발 위험이 높으면 갑상선자극호르몬 억제요법을 시행하게 된다. 갑상선호르몬제를 정상적인 필요량보다 많이 복용하기 때문에 갑상선자극호르몬이 억제되어, 갑상선자극호르몬 수치가 정상보다 낮게 나온다. 재발 위험도에 따라 얼마나 낮게 유지할 것인가 정해서 그 수치에 맞추기 위해 갑상선호르몬제의 복용량을 조절한다. 갑상선자극호르몬 억제요법을 하지 않는 경우에는 갑상선자극호르몬 수치가 정상 범위에 있는지 확인한다. 갑상선자극호르몬 수치가 지나치게 높거나 갑상선호르몬 수치가 정상보다 낮으면 갑상선호르몬이 몸 속에 부족한 것이므로 적당량의 갑상선호르몬제를 복용한다.

둘째, 재발 여부를 본다. 재발 여부는 몇 가지 방법으로 검사할 수 있다. 우선 초음파검사로 수술 부위나 림프절 부위에 새로운 혹이 생기는지 관찰한다. 가장 기본적인 검사 방법인데, 재발 위험에 따라

6개월 내지 1년 간격으로 시행한다. 필요에 따라 CT 검사나 방사성요오드를 이용한 핵의학적 검사(방사성요오드 전신스캔)를 이용해서 재발 여부를 관찰하기도 한다.

재발 여부를 혈액검사로도 확인할 수 있다. 갑상선 전절제 수술과 방사성요오드치료를 받고 나면, 몸 속에 갑상선 세포나 갑상선암 세포가 거의 없는 상태가 된다. 혈액검사에서 티로글로불린(혹은 갑상글로불린, Thyroglobulin, 흔히 Tg라고 표기)을 측정하면 갑상선암 세포가 몸 속에 얼마나 있을지 추정할 수 있다. 티로글로불린은 갑상선 세포 혹은 갑상선암 세포에서만 만들어지는 단백질이다. 티로글로불린이 측정되지 않으면, 갑상선암 세포가 거의 없어 재발 위험이 매우 낮다고 생각할 수 있다. 정기적으로 티로글로불린을 측정하다가 수치가 증가하면 갑상선암 세포가 증식하고 있다는 것을 알 수 있다. 수치가 어느 정도 이상으로 상승하면, 그 암세포가 증식한 위치, 즉 재발한 위치를 찾기 위해 초음파검사, CT, 요오드 전신스캔, PET-CT 등을 동원하게 된다. 특별한 변화가 없으면 티로글로불린 검사는 초음파검사와 함께 6개월 내지 1년 간격으로 시행한다.

갑상선 반절제 수술 후에는 정상 갑상선 덩어리가 남아 있기 때문에 티로글로불린 수치가 어느 정도 유지된다. 이 경우에도 정기적으로 티로글로불린 수치를 측정하여 증가 추세이면 재발을 의심하고 추가 검사를 하는 것이 좋다. 티로글로불린 수치를 측정하고 해석할 때는 항티로글로불린 항체(Anti-Tg) 수치를 동시에 측정한다. 검사 방법의 한계 때문에 항티로글로불린 항체 수치가 높으면 티로글로불린 수치는 의미가 없게 된다.

갑상선암 수술 후 추적 관찰은 얼마나 오랫동안 하나?

갑상선암이 아닌 다른 암들, 특히 구강암, 후두암 등은 재발 없이 5년 정도가 지나면 더 이상 재발하지 않을 것이라고 예상할 수 있다. 5년 이후에 발견되면 재발한 것이 아니라 새로 생긴 암이라고 생각하고 '이차암'이라고 부른다. 갑상선암은 매우 천천히 자라기 때문에 5년 동안 괜찮다고 완전히 안심할 수는 없다. 실제로 10년, 20년 후 재발이 발견되기도 한다. 평생 재발 위험이 있다고 할 수 있다. 그렇다고 너무 걱정할 필요는 없다.

암이 재발했다는 것은 치료 후에 눈에 띄지 않게 남아 있던 암세포(미세잔존암, 제4장 참조)가 자라서 덩어리를 형성하여 눈에 띄게 되는 것을 말한다. 다시 말해 가능한 검사를 다 해도 발견되지 않던 암 덩어리가 어느 날 발견되는 것이다. 미세잔존암은 알려진 검사로 그 존재 여부를 알 수 없지만, 치료 후에도 몸에 남아 있는 암세포를 말한다. 그 존재 여부는 장기간 추적 관찰 후에만 겨우 알 수 있다. 관찰하는 동안 재발하면, '아, 그때 미세잔존암이 남았었구나' 하고 판단할 수 있는 것이다. 암의 재발은 암세포가 완전히 다 없어졌다가 새롭게 생기는 것이 아니다.

암을 치료하고 나서 정기적으로 추적 관찰하는 것은 재발한 암이 너무 심각하게 커지기 전에 발견하고자 하는 것이다. 보통 암 치료 후 추적 관찰할 때, 처음에는 짧은 간격으로 자주 보다가 점점 간격을 늘리게 된다. 예를 들어, 후두암을 치료하고 추적 관찰할 때는, 첫 1년 동안은 2개월 간격으로, 2년째는 3~4개월 간격으로, 3년째부터는 6개월 간격으로 5년이 될 때까지 병원을 방문하여 진찰하고, 검사한다.

갑상선암은 워낙 천천히 자라기 때문에, 치료가 끝나고 재발 위험이 크지 않으면 처음부터 6개월 내지 1년 간격으로 추적관찰 할 수 있다. 5년 정도 관찰했는데 재발 소견이 없으면 이제 어떻게 할까? 갑상선 전절제 수술 후 갑상선호르몬을 복용하는 경우에는 보통 1년에 한번씩 갑상선기능검사를 하고 갑상선호르몬제를 처방 받는다. 대개 이 정도로 충분하다. 갑상선 반절제 수술 후에는 혈액검사 만으로 재발 여부를 보기가 쉽지 않다. 그렇다고 평생 해마다 초음파검사를 할 필요는 없다. 5년 동안 눈에 띄지 않던 암 덩어리가 1년 만에 갑자기 눈에 띌 정도로 자라기는 어려울 것이기 때문이다. 갑상선암의 치료 후, 특히 반절제 수술 후에 추적관찰을 어떻게 해야 하는가에 대해 연구된 적은 없다. 개인적으로는 5년 이후에는 2~3년에 한번씩 혈액검사와 초음파검사를 하면 충분할 것으로 생각한다. 다른 건강검진을 할 때 같이 하면 된다. 중요한 것은 완전히 잊고 지내서는 안 된다는 것이다.

갑상선암 환자는 해조류 먹으면 안 되나요?

갑상선암 재발을 막기 위해 요오드가 많이 든 해조류를 먹으면 안 된다고 알고 있는 분들이 의외로 많다. 잘못 알려진 것인데, 평소에 제한해야 할 음식은 없다. 왜 그런 말이 퍼지게 되었을까 수소문해 보니, 두 가지 가능성이 있었다. 첫째, 갑상선암의 국가별 역학조사 결과에 대한 오해일 가능성이다. 역학조사에 의하면, 요오드섭취량이 적은 지역에서는 여포암과 미분화암의 빈도가 상대적으로 높고, 요오드 섭취가 풍부한 지역에서는 유두암의 빈도가 월등히 높다. 이건 상대적인 것이고, 암 자체의 원인을 말하는 것이 아니다. 우리나라는 요오드 섭취가 풍부한 지역이고 대부분 유두암이기는 하지만, 요오드 섭취를 제한해서 유두암의 재발을 막겠다는 생각은 좀 엉뚱하다. 그게 사실이라면 반대로 여포암이나 역형성암이 생길 수도 있겠다. 둘째, 방사성 요오드치료를 하기 위해 치료 전 1~2주 동안 요오드 섭취를 제한하는 이유를 잘 이해하지 못해서 그렇지 않았을까 하는 가능성이다. 여기에 대해서는 다음 제9장에서 자세히 설명한다. 치료 준비기간에만 요오드 제한 식이요법이 필요하고 평소에는 요오드 섭취를 제한할 필요가 없다.

제9장

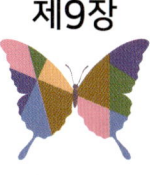

갑상선암 수술 후 보조치료

방사성요오드치료는 무엇인가?

　방사성요오드치료는 방사성동위원소치료, 방사성옥소치료, 요오드치료, 혹은 옥소치료라고도 불린다. 갑상선암을 치료할 때, 수술 후 사용하는 중요한 보조치료다. 이는 갑상선기능항진증을 치료할 때도 쓰인다. 방사성요오드치료는 갑상선암 수술 후 재발 위험이 높은 환자에서 재발 위험을 줄이기 위해 시행한다. 추적 관찰 중 재발이 발견된 환자에서도 시행한다.

　음식으로 요오드를 섭취하면 주로 갑상선 세포가 요오드를 섭취하고, 갑상선 세포는 요오드를 이용하여 갑상선호르몬을 만든다. 갑상선암 세포도 갑상선 세포가 악성화된 것이라 요오드를 섭취하는 능력이 있는데, 그 능력이 정상 갑상선 세포보다는 약하다.

　방사성요오드치료는 방사선이 나오도록 조작된 요오드를 캡슐에 넣고 먹는 치료다. 몸 속으로 흡수된 방사성요오드는 주로 정상 갑상선 세포나 갑상선암 세포에 흡수되고 일부는 몸의 다른 부분, 특히 침샘 세포 등에 흡수된다. 세포에 들어간 방사성요오드에서 방사선이 방출되면, 그 세포는 죽거나 손상 받게 된다.

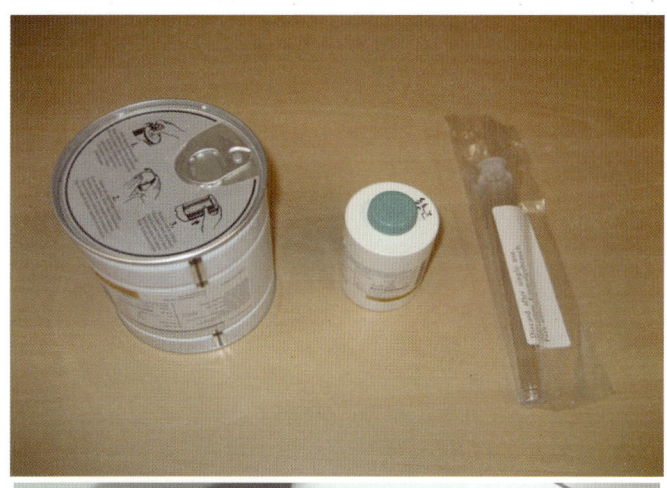

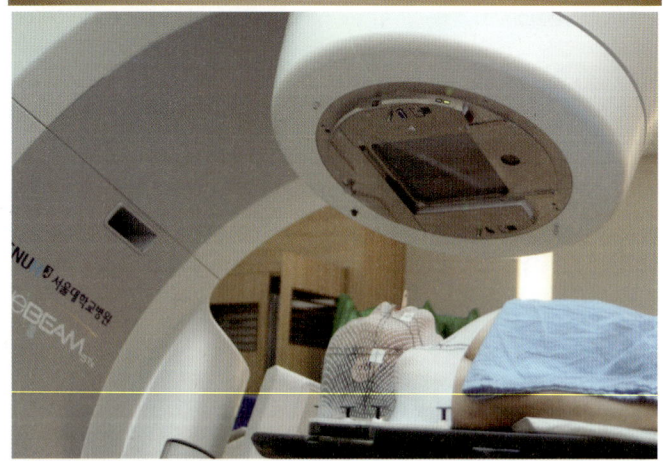

▲ [그림 9-1] 방사성요오드치료(상)와 방사선치료(하)
방사성요오드치료는 특수한 용기에 담겨 운반 및 보관되는 캡슐을 복용하는 치료고, 방사선치료(외부방사선치료)는 기계에 누워서 방사선을 쬐는 치료다.

방사성요오드치료는 일반적인 암 치료에 사용되는 방사선치료(혹은 외부방사선치료)와는 전혀 다른 치료다. 일반적인 방사선치료는 기계에 누워서 기계에서 나오는 방사선을 쬐는 방식으로 암을 치료한다.

갑상선암 치료에서 방사성요오드치료의 역할은 크게 세 가지다.

우선, 갑상선 절제술 후에 남아 있는 갑상선 조직을 제거하는 것이다. 방사성요오드치료로 갑상선암 세포를 제거하기에 앞서 정상 갑상선 세포를 먼저 없애는 역할을 한다. 정상 갑상선 세포를 없애면, 갑상선암 세포를 없애는 데 도움이 될 뿐아니라, 나중에 재발을 추적 관찰하는 것이 편해진다.

정상 갑상선 세포가 갑상선암 세포에 비해 요오드를 섭취하는 능력이 50배 이상 강력하기 때문에, 정상 갑상선 세포가 몸에 남아 있으면 갑상선암 세포가 방사성요오드를 섭취하기 어렵다. 전절제 수술보다 작은 수술(예를 들어 근전절제술, 아전절제술, 반절제술 등)을 한 경우에는 말할 것도 없지만, 갑상선 전절제 수술 후에도 정상 갑상선 조직이 미세하게 남아 있는 경우가 흔하다. 그래서 수술 후 첫번 째로 하는 방사성요오드치료의 주목적은 정상 갑상선 조직을 제거하는 것이다. 대개 30 밀리큐리(mCi)의 저용량 치료로도 이 목적을 달성할 수 있다.

반절제 수술을 했지만 여러 가지 이유로 방사성요오드치료를 하기로 하면, 먼저 남아 있는 갑상선엽을 수술로 제거하고 방사성요오드치료를 하는 것이 일반적이다. 수술을 하기 어려운 상황인 경우에는 드물게 갑상선엽이 남아 있는 상태에서 방사성요오드치료를 하기도 한다. 이 경우에는 좀더 많은 용량의 방사성요오드와 많은 치료 횟

수가 필요하다. 1회의 100 밀리큐리 고용량 방사성요오드치료로 75%의 환자에서 정상 갑상선 조직 제거에 성공한다고 한다.

　　방사성요오드치료의 두 번째 역할은 수술 후 보조치료이다. 이는 수술 후 남아 있을지도 모르는 미세잔존암에 대한 보조치료를 말한다. 미세잔존암은 검사로 발견되지 않기 때문에 수술로 제거할 수 없다. 갑상선암의 미세잔존암은 일반적인 항암제 치료로는 죽지 않는다. 그러나 방사성요오드치료는 갑상선암의 미세잔존암을 제거할 수 있는 효과적인 치료방법이고, 갑상선암의 재발을 줄일 수 있다. 다만, 갑상선암 세포가 요오드를 섭취하는 능력이 없어지면 그 세포는 방사성요오드를 섭취하지 않기 때문에 치료가 되지 않는다.

　　세 번째 역할은 재발하거나 수술 후에도 남아 있는 암, 특히 전이암에 대한 치료이다. 재발암이나 수술 후에 검사를 통해 알게 된 잔존암이 수술로 제거할 수 있는 상태일 때는 수술을 다시 하는 것이 가장 좋다. 그러나 그런 암이 수술하기 어려운 위치 혹은 수술이 불가능한 위치에 있는 경우도 있다. 갑상선암이 폐로 전이된 전이암인 경우는 대부분 그렇다. 갑상선암이 폐로 전이된 경우에는 폐의 일부분에 국한되어 있는 경우는 거의 없고 대부분 폐의 전체에 흩어져 있기 때문에 수술로 제거가 불가능하다. 이런 경우에 효과적으로 사용할 수 있는 것이 방사성요오드치료다.

> **갑상선암에서 방사성요오드치료의 역할**
>
> 1. 갑상선 수술 후 남아 있는 정상 갑상선 조직 제거
> 2. 수술 후 남아 있을 수 있는 미세잔존암을 없애기 위한 수술 후 보조치료
> 3. 재발암이나 잔존암, 전이암에 대한 치료 (수술이 가능하면 수술을 먼저 시행)

방사성요오드치료를 위한 힘든 준비 기간은 왜 필요한가?

방사성요오드치료를 하기 전에는 준비 기간이 필요하다. 평소 복용하던 갑상선호르몬제 복용을 중단하고, 저요오드식(주. 요오드가 많이 함유된 음식(표 9-1)을 피하는 식사)이라는 까다로운 음식 조절도 한다. 치료 효과를 높이기 위한 것인데 상당히 힘든 기간이다. 왜 해야 하는 지 이해하면 좀더 잘 견딜 수 있을 텐데, 두 가지 이유가 있다.

첫째는 갑상선자극호르몬 수치를 높이기 위해서다. 갑상선자극호르몬은 갑상선 세포 및 갑상선암 세포의 활성을 높여 요오드 섭취를 더 잘 하도록 자극한다. 마찬가지로 방사성요오드도 더 잘 섭취하게 되어 방사성요오드치료의 효과를 높여준다.

갑상선자극호르몬 수치를 높이는 방법은 갑상선호르몬의 복용을 중단하는 방법과 인공적으로 합성한 갑상선자극호르몬을 몸 속에 넣어주는 방법이 있다.

갑상선호르몬제 복용을 중단하면 몸은 갑상선기능저하 상태가

되어 여러 가지 증상이 나타나고 그 상태를 극복하기 위해 갑상선자극호르몬의 분비가 증가하게 된다. 평소 복용하던 갑상선호르몬제(씬지로이드)를 방사성요오드치료 4주전부터 먹지 않고, 작용 기간이 더 짧은 갑상선호르몬제인 테트로닌으로 바꾸어 2주간 복용하고, 치료 2주 전부터는 이것도 복용을 중단하는 방법이 일반적이다. 이렇게 갑상선호르몬제의 복용을 중단하면 다양한 정도의 갑상선기능저하증을 경험하게 되는데, 많은 환자들이 이 과정을 힘들어 한다. 갑상선호르몬제 복용을 중단하는 기간을 줄이면서도 갑상선자극호르몬 수치를 상승시키는 방법으로 합성 갑상선자극호르몬(타이로젠)을 주사로 맞는 방법이 있다. 장기간의 갑상선기능저하증을 겪는 것을 피할 수 있는데, 대신 가격이 비싸고, 매스꺼움, 구토, 두통의 증상을 경험하기도 한다. 갑상선호르몬제를 중단하는 방법이나 타이로젠 주사를 맞는 것은 환자마다 상황이 다를 수 있으므로 방사성요오드치료를 담당하는 주치의와 상의해서 결정해야 한다.

둘째는 몸 속의 요오드 수치를 낮추기 위해서다. 몸 속에 있는 요오드의 양을 최소한으로 줄여서 갑상선 세포나 갑상선암 세포가 요오드 결핍 상태가 되도록 하는 것이다. 배 고프면 음식을 더 많이 먹는 것처럼 요오드가 부족한 세포가 방사성요오드를 더 많이 흡수하도록 만드는 것이다. 대개 2주 동안 요오드가 많이 든 음식을 먹지 않는 저요오드 식이를 한다. 김, 미역 같은 해산물, 천일염이 함유된 다양한 음식들을 피해야 한다. 자세한 저요오드 식이의 기간과 방법은 병원에서 지시하는 대로 따르도록 해야 한다. CT검사를 할 때 사용하는 조영제는 요오드가 주성분이라, 조영제를 사용한 CT검사를 시행했을 때는 최소 3개월 이상 지난 후에 방사성요오드치료를 하는 것이 좋다.

〈표 9-1〉 요오드가 많이 함유된 음식의 예

구분	식품 종류
주식	인스턴트 식품(라면, 우동 등), 씨리얼, 우유, 계란 노른자를 사용한 빵이나 과자, 호밀, 귀리, 기장 등과 같은 잡곡류
어육류	생선, 조개, 건어물, 젓갈, 계란 노른자, 가공육
채소	해조류(김, 미역, 파래, 다시마), 과일 통조림, 천일염을 넣은 김치, 장아찌
유제품	우유, 요구르트, 아이스크림, 치즈, 생크림 및 이를 이용한 식품류
양념	천일염, 죽염, 요오드 함유 소금제품, 각종 화학조미료(미원, 다시다 등), 마요네즈, 천일염으로 만든 고추장, 된장 등
기타	멸치 등으로 우려낸 국물, 소금이 첨가된 견과류, 스낵류, 초콜릿 및 초콜릿 가공품, 아몬드, 적색 식용색소가 함유된 음료나 가공식품, 요오드 함유 약제(시럽 기침약, 포비돈 질세정제, 베타딘 가글액), 종합비타민류, 다시마 제품류, 상황버섯, 차가버섯, 홍삼 제품 등

방사성요오드치료는 어떻게 하는가?

방사성요오드치료는 물약 혹은 캡슐로 된 방사성요오드를 물과 함께 1회 복용하는 간단한 방법이다. 30밀리큐리 이하의 저용량 치료는 외래 진료실에서 시행하고, 30밀리큐리를 넘는 고용량 치료는 입원해서 시행한다. 방사성요오드에서 나오는 방사능이 다른 사람에게 피해를 줄 수 있으므로, 방사능이 차단될 수 있게 특별히 만든 입원실에 입원한다. 환자의 몸에서 방출되는 방사능이 기준 이하가 되면 퇴원을 한다.

> **같이 생활하는 가족을 보호하기 위한 주의사항**
>
> 방사성요오드치료 후에는 방사성요오드가 침, 땀, 대소변 등으로 배출되는데, 완전히 배출되기 전까지는 눈에 보이지 않는 방사선이 몸에서 나온다. 같이 생활하는 가족이 불필요한 방사선에 노출되지 않도록 하기 위해서는 약 3~5일간 다음 사항을 지키는 것이 좋다.
> - 어린 아이들과 장시간 접촉하지 않는다.
> - 가능하면 혼자 잔다.
> - 사용한 식기나 옷(특히 내의)은 따로 분리해서 씻는다.
> - 화장실 사용 후에는 반드시 2~3번씩 물을 내린다.
> - 욕실을 사용한 후에는 물로 깨끗이 씻는다.

몸 속에 들어간 방사성요오드는 주로 갑상선 세포나 갑상선암 세포에 들어가 세포를 죽게 만들지만, 일부는 침샘 같은 분비샘에 들어가 세포를 손상시킨다. 그래서 가장 흔하고, 심각해 질 수 있는 합병증이 침샘 손상이다. 침샘이 손상되면 침샘이 붓고 아픈 침샘염이 생기고, 입 마름(구강건조증)이 생긴다. 일시적인 증상일 수도 있으나, 방사성요오드치료를 반복하게 되면 정도의 차이는 있지만 영구히 남는다. 침이 부족한 상태가 오래 지속되면 충치가 잘 생길 수 있으므로, 정기적인 치과 진찰이 필요하다. 침샘 손상을 방지하기 위해 다양한 방법이 시도되고 있으나, 연구 결과들이 상반되게 나와서 표준적인 방법은 없다. 각 병원에서 제시하는 방법을 따르는 것이 바람직하다.

　복용한 방사성요오드가 처음 고여 있게 되는 위장의 점막에도 염증이 생길 수 있어, 구역감이 생길 수 있다. 갑상선 조직이 많이 남아있는 경우에는 갑상선이 있던 목 부위가 붓고 아플 때도 있다. 방사성요오드에서 방출되는 방사선에 고용량으로 자주 노출되면 다른 암이 생기는 위험이 있다. 이차암이라고 한다. 이차암이 생길 위험은 있으나, 드물기 때문에 일반적인 건강 검진 외의 추적 감시가 필요하지는 않다. 이런 저런 합병증과 부작용에도 불구하고, 암치료 방법 중에서는 비교적 안전하고, 상당히 효과적인 치료 방법이다.

　방사성요오드치료 전에 임신 여부를 꼭 확인해야 한다. 임신을 계획한다면 치료 후 최소 6개월 내지 1년 후에 하는 것이 좋다. 수유 중일 때도 방사성요오드치료를 하지 말아야 한다. 수유를 중단한 후에도 3개월 정도 지난 후에 치료를 하는 것이 좋다. 침샘에 들어가 침샘을 손상시키는 것처럼, 활동하고 있는 젖샘에 들어가 젖샘을 손상시킬 수 있기 때문이다. 남자 환자의 경우, 누적 치료 용량이 400밀리큐리 이상인 경우에는 불임의 위험에 대해 주치의와 상담해야 한다.

방사성요오드치료는 몇 번이나 하는가?

　방사성요오드치료 전후에는 혈액검사와 방사성요오드 전신스캔이라는 검사를 한다.

　혈액검사에서는 우선 갑상선기능, 특히 갑상선자극호르몬 수치를 본다. 갑상선자극호르몬 수치가 높아야 방사성요오드치료가 제대로 될 것이라고 예상할 수 있기 때문이다. 티로글로불린(Tg)이라는 단백질 수치도 혈액검사에서 확인한다. 티로글로불린 수치는 검사 방법의 특징 때문에 항티로글로불린 항체가 몸 속에 없을 때만 정확하게 측정할 수 있다. 항티로글로불린 항체는 사람마다 있을 수도 있고 없을 수도 있다. 티로글로불린은 몸 속에 있는 갑상선 세포 혹은 갑상선암 세포의 양을 반영한다. 방사성요오드치료를 하기 위해 갑상선호르몬제 복용을 중단한 상태에서 측정한 티로글로불린 수치가 가장 정확하다.

　방사성요오드 전신스캔이라는 것은 몸 속에 흡수된 방사성요오드에서 방출되는 방사선을 감마카메라로 찍은 사진을 말한다. 보통 20~30분 동안 기계에 누워 전신 촬영을 하고, 필요하면 부분 촬영이나 단층 촬영을 한다. 이렇게 촬영이 끝나면 방사성요오드치료 과정이 끝나게 되는 것이다. 이제 갑상선호르몬제도 복용하고 식사도 정상적으로 하게 된다. 전신스캔을 찍으면 몸에 있는 방사성요오드의 위치를 알 수 있다. 구강 및 비강 점막, 침샘, 장, 방광 등에는 방사성요오드가 흡수된 것이 흔히 보이는데, 정상 소견이다. 갑상선 수술 후 첫 치료 때는 갑상선이 있던 부위에도 흡수되는 경우가 흔하다. 그 외 부위에 방사성요오드 흡수 소견이 있으면 갑상선암 전이암을 의심할 수 있다.

방사성요오드치료의 결과는 티로글로불린 수치와 방사성요오드 전신스캔의 흡수 소견으로 판정한다. 항티로글로불린 항체가 없으면서 티로글로불린이 혈액 속에서 검출되지 않고, 전신스캔에서 흡수 소견도 없고, 초음파검사 등에서 이상소견이 없으면 '병의 증거 없음 혹은 무병상태(NED, no evidence of disease)'이라고 판단한다. '무병상태'가 몸 속에 암세포가 하나도 없음을 의미하지는 않는다. 그렇지만 치료 초기에 '무병상태'에 일찍 도달하면 재발 위험이 매우 낮다고 판단할 수 있다.

갑상선 전절제 수술 후 처음 하는 방사성요오드치료 때는, 수술 후 미세하게 나마 남아 있는 갑상선 조직 때문에 티로글로불린이 혈액검사에서 나오고, 전신스캔에서 특히 갑상선 부위에 방사성요오드 흡수 소견이 발견되는 경우가 흔하다. 그래서 1회의 방사성요오드치료로는 갑상선암 세포가 몸에 얼마나 있는지, 예후가 어떻게 될지 정확하게 예측하기 어려운 경우가 많다.

두 번째 방사성요오드치료부터는 정상 갑상선 세포가 남아 있는 경우가 드물기 때문에 더 정확하게 갑상선암 세포의 존재 여부를 추정할 수 있다. 방사성요오드치료 결과 암세포가 남아 있고, 방사성요오드치료를 더 하는 것이 갑상선암 치료에 필요하다고 판단하면, 추가적인 방사성요오드치료를 또 하게 된다.

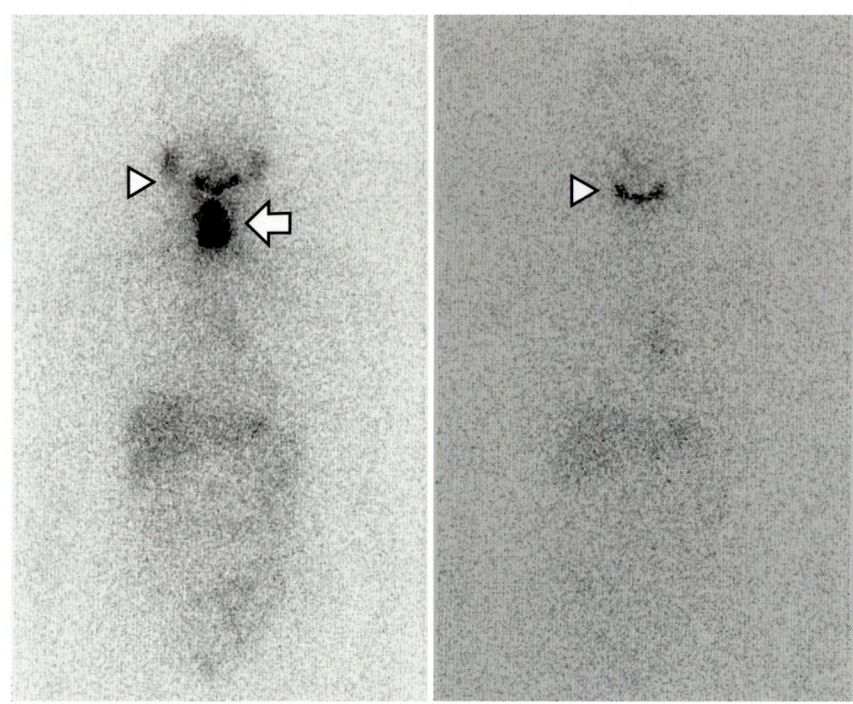

▲ [그림 9-2] 두 번의 방사성요오드치료 후 전신스캔

첫 번째 전신스캔(좌)에서는 정상 갑상선 조직 때문에 목에서 강한 신호(화살표)가 나온다. 턱 모양으로 보이는 신호(화살표 머리)는 침샘에 들어간 방사성요오드에 의한 것이다. 두 번째 전신스캔(우)에서는 첫 번째 치료에서 정상 갑상선 조직이 잘 제거된 것을 확인할 수 있다. 잔존암이나 전이암의 소견은 없는 상태다. 두 번 모두 침샘의 활성이 잘 보인다. 이렇게 방사성요오드치료를 반복하다 보면 침샘 손상이 심해질 수 있다.

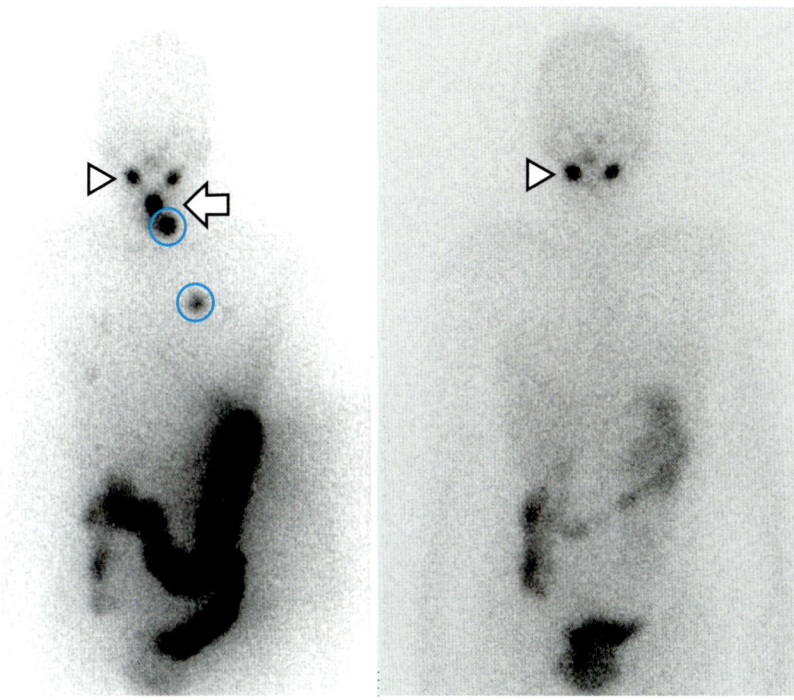

▲ [그림 9-3] 다른 환자의 방사성요오드치료 후 전신스캔
첫 번째 전신스캔(좌)에서는 정상 갑상선 조직(화살표)뿐 아니라, 약간 아래쪽의 좌측 목에 잔존암 소견(위 동그라미)이 있고, 좌측 폐에 전이암 소견(아래 동그라미)이 있다. 화살표 머리는 침샘을 나타낸다. 다행히 첫 번째 방사성요오드치료에서 잔존암과 전이암이 잘 치료되어, 6개월 후 시행한 두 번째 전신스캔(우)에서는 보이지 않는다.

방사성요오드치료가 갑상선암에 효과적인 치료지만, 모든 갑상선암 세포가 이것으로 치료되는 것은 아니다. 갑상선암 세포가 요오드를 흡수하는 능력이 없으면, 방사성요오드도 흡수하지 않으므로 그 갑상선암 세포는 방사성요오드치료로 없앨 수 없다. 방사성요오드를 흡수하지 않는 갑상선암 세포는 전신스캔에도 흡수 소견이 나타나지 않는다.

제9장 갑상선암 수술 후 보조치료

방사성요오드치료로 치료가 되지 않는 갑상선암은 크게 4가지 유형이 있다. 첫째, 요오드를 흡수하는 능력이 처음부터 없어, 방사성요오드를 한 번도 흡수하지 않은 갑상선암이다. 첫 치료 때 방사성요오드 전신스캔에서 갑상선 외에는 아무 것도 나타나지 않는 경우가 이에 해당한다. 둘째, 예전에는 방사성요오드를 흡수했으나 이제는 그런 능력이 없어진 갑상선암이다. 셋째, 일부 암덩어리는 방사성요오드를 흡수하는데, 일부는 흡수하지 않는 경우이고, 넷째, 방사성요오드를 흡수하기는 하는데, 계속 크기가 자라는 경우다. 이런 갑상선암에 해당하면 방사성요오드치료로는 더 이상 좋은 치료 효과를 기대할 수 없다. 방사성요오드치료를 더 이상 하지 않고 다른 치료 방법을 찾아보아야 한다.

이제 '방사성요오드치료를 몇 번이나 해야 되는가?' 하는 물음에 '적어도 한두 번 해 봐야 몇 번이나 해야 되는지 알 수 있다'고 대답하는 이유가 이해되었으면 좋겠다.

PART 5

"암이 재발했다는데 이제 어떻게 하나?"

갑상선암이 재발했다고 들은 분께

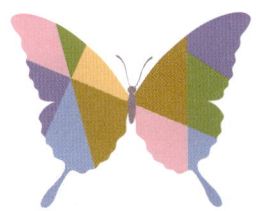

제10장 재발한 갑상선암의 치료

제10장

재발한 갑상선암의 치료

"선생님, 저는 갑상선암 수술 받은 지 벌써 10년이나 됐습니다. 매년 초음파검사도 했고요, 물론 5년이 지나서는 2~3년에 한번씩 하고 있습니다만. 그런데 어떻게 재발할 수 있지요?"

"재발했다는 것은 없던 암세포가 뜬금 없이 나타나는 것은 아닙니다. 없던 게 나타났다고 하면 새로운 암, 이차암이라고 합니다. 재발암이라는 것은 수술 후에 눈에 띄지 않게 남아 있던 암세포가 계속 자라고 덩어리가 커져서 이렇게 초음파검사에서 발견되는 것을 말합니다."

"그럼, 수술 후에 갑상선암 세포가 남아 있었다는 말이네요. 그렇다면 방사성요오드치료 같은 치료를 더 했어야 하는 것 아닌가요?"

"처음 수술 받았을 때 갑상선암의 크기는 8mm였고, 갑상선 피막 침범도 없었습니다. 당시 초음파검사와 CT검사에서 림프절 전이 소견도 없었기 때문에 재발 위험이 낮은 상태였습니다. 방사성요오드치료를 한다고 모든 재발이 막아지는 것도 아니고, 부작용이 전혀 없는 치료도 아니기 때문에 그 정도 상황이면 보통 하지 않습니다."

"그래도 좀 아쉽네요"

"재발 위험이 전혀 없었으면, 병원에 더 오시지 말라고 했겠지요. 정기적으로 잘 오시고 검사도 잘 하셔서, 지금 상태는 그리 심각하지 않습니다. 잘 치료하시면 좋은 결과가 있을 겁니다."

갑상선암이 재발했다는 것은 무슨 말인가?

이미 앞의 제4장에서 살펴보았지만, 간단하게 정리하면 다음과 같다.

갑상선암을 진단 받으면 우선 갑상선 절제 수술을 받게 된다. 수술전 검사 결과에 따라 수술 범위를 정해서 갑상선만 전부 혹은 절반을 절제하기도 하고, 림프절 절제 수술까지 하기도 한다. 수술로 떼어낸 조직을 검사해서, 진단도 확인하고 암의 진행 정도에 관한 다양한 소견들을 조사한다. 이런 수술 소견이나 조직검사 소견이 나쁘다면 수술 후 재발의 위험성이 높다고 판단한다. 이는 눈에 띄지 않게 암세포가 남아 있을 가능성이 높다는 것을 의미하는데, 이런 암세포를 미세잔존암이라고 한다. 미세잔존암은 존재 여부를 알 수 없는 암이라서 암 치료 후에는 추적 관찰을 한다. 미세잔존암이 남아 있다면 추적 관찰하는 동안 미세잔존암이 계속 증식하고 검사에서 발견될 정도로 크기가 커질 수 있다. 이렇게 해서 발견되는 것을 암이 재발했다고 표현한다.

재발을 막으려면 몸 속에 있는지 없는지 정확히 알 수도 없는 이 미세잔존암을 없애기 위해 수술 후 보조치료를 해야 한다. 그런데 미세잔존암이 있을 가능성이 높다고 예상하더라도, 즉 재발 가능성이 높다고 하더라도, 수술 후 보조치료를 꼭 해야 하는 것은 아니다. 보조치료에도 부작용이 있으므로, 미세잔존암이 계속 자라 재발암으로 발견되었을 때 삶의 질이나 생명에 지장을 줄 위험까지 판단하여 보조치료를 할지 말지 결정해야 한다. (제4장. 암의 성장, 전이, 재발의 이해 참조)

어떤 경우에는 수술 후에 몸 속에 암 덩어리가 남아 있는 것을 알고 있기도 한다. 대개 수술이 어려운 위치 혹은 불가능한 위치에 있는 암 덩어리인 경우인데, 잔존암 혹은 지속암이라고 한다. 수술 후에도 남아 있는 암 덩어리는 또다른 재발의 위험성, 생명에 지장을 줄 위험성이 높은 암이다. 그래서 수술 외에 할 수 있는 다른 치료를 적극적으로 해야 한다.

갑상선암의 재발은 위치상으로 3가지로 분류할 수 있다. 첫째, 갑상선 수술한 부위에서 재발하는 것으로, 국소 재발(local recurrence)이라고 부른다. 이는 갑상선 수술 당시 갑상선암이 주변을 침습한 소견이 있었거나 완전 절제가 되지 않은 경우에 생길 확률이 높다. 참고로, 갑상선 반절제 수술 후 남아 있는 반대편 갑상선엽에서 암이 발견된 경우는 대부분 재발한 것이 아니라 새로 생긴 암(이차암)이다. 둘째, 목에 있는 림프절에서 재발하는 것으로, 지역 재발(regional recurrence) 혹은 림프절 재발이라고 부른다. 림프절에 갑상선암이 있는 것은 전이된 것이기 때문에 흔히 림프절 전이암(lymph node metastasis)이라고 부른다. 경부림프절 중 갑상선이 있던 위치 주변의 중심경부림프절에서 재발하기도 하고, 좀 떨어진 측경부림프절에서 재발하기도 한다. 중심경부림프절에서 재발한 경우에는 국소 재발과 구분이 잘 안 되는 경우도 있다. 셋째, 폐나 뼈, 뇌 같은 곳에서 발견되는 재발암이 있는데, 이를 원격 전이암(distant metastatic disease)이라고 한다.

　국소 재발이 생명을 위협할 가능성은 낮다. 다만 재발암 자체나 치료로 인해 삶의 질이 나빠질 수 있다. 원격 전이암은 완치가 어렵고, 생명에 지장을 줄 위험이 크다. 림프절 전이암은 그 중간 단계라고 생각하면 된다. 세 가지 중에서는 림프절에 재발하는 경우가 가장 많다.

> **갑상선암 재발의 3가지 유형**
> 1. 국소 재발: 갑상선이 있던 부위에서 발견되는 재발암
> 2. 림프절 재발(림프절 전이암): 경부 림프절에서 발견되는 재발암
> 3. 원격 전이암: 폐, 뼈, 뇌 같은 곳에서 발견되는 재발암

재발한 갑상선암은 모두 치료해야 하는가?

우선 국소 재발암이나 림프절 전이암은 초음파검사와 초음파유도 세침흡인 세포검사로 진단한다. 세포검사 만으로는 진단하기 힘든 경우가 종종 있어, 세포검사를 할 때 빼낸 세포나 조직액에서 티로글로불린(주: 갑상선 세포 혹은 갑상선암 세포에서만 만들어지는 단백질) 수치를 측정하는 것이 진단에 도움이 된다. 폐로 전이된 원격 전이암은 보통 CT검사로 진단되는 경우가 많다. 세포검사를 하기 어려운 위치이기도 하고, 대개 CT 소견이 전형적이기 때문에 진단할 때 세포검사가 꼭 필요하지는 않다.

갑상선암을 진단할 것인가 말 것인가, 처음 진단된 갑상선암을 치료할 것인가 지켜 볼 것인가와 마찬가지로, 재발한 갑상선암을 언제 진단하고 치료할 것인가에 대해서도 논란이 있다. 재발한 갑상선암이 환자가 살아 있는 동안 삶의 질이나 생명에 지장을 줄 확률이 전혀 없다면 치료할 필요는 없다. 그렇지만 정확한 확률은 구할 수 없으므로, 환자의 나이, 건강 상태나 염려하는 정도, 재발암의 위치와 크기, 자라는 속도 등을 고려해서 치료 여부를 결정하는 것이 좋다.

원격 전이암으로 발견된 재발암은 생명에 지장을 줄 위험이 매우 높기 때문에 적극적으로 치료해야 한다.

국소 재발한 암은 기관 연골이나 후두, 식도를 침범했거나 앞으로 침범할 가능성이 매우 높아, 적극적으로 치료해야 한다. 수술이 기술적으로 가능하다면 수술을 먼저 하는 것이 결과가 더 좋다. 수술 후에도 외부방사선치료나 방사성요오드치료를 추가하는 것이 다시 재발할 위험을 줄여 준다. 수술이 가능한지 여부는 후두나 기관, 식도에 대한 수술 경험이 많은 이비인후과 의사에게 자문을 구해야 한다.

림프절에서 재발한 경우는 치료를 결정하기 어려운 경우가 종종 있다. 림프절 재발은 초음파검사로 먼저 발견된다. 초음파검사는 검사를 수행하는 의사가 초음파 기계를 환자 몸에 갖다 대는 부위의 영상을 얻는 것이다. 그렇기 때문에 초음파검사로 발견한 림프절의 위치를 다른 사람 특히 수술할 의사에게 정확하게 알려 줄 수 없다. 림프절 전이암이 발견되면 CT를 찍고 초음파검사 소견과 연결해 보아야 그 림프절의 위치를 파악할 수 있다. 그런데 초음파검사에서 발견된 림프절의 크기가 너무 작아 CT에서 그 위치를 특정할 수 없다면 수술이 정확하게 이루어 질 수 없다. 다시 말해, 림프절의 크기가 CT에서 보일 정도 크기, 적어도 5mm는 넘을 때 수술적 치료를 고려할 수 있다.

2015년 미국갑상선학회 가이드라인에서는 갑상선 속에 있는 갑상선암의 크기가 1cm가 넘을 때 진단과 치료를 시작하는 것을 권고하고 있다. 갑상선 결절의 크기와 관계 없이 림프절 전이가 발견된 경우에는 적극적인 치료를 권유하고 있다. 이때 수술이 필요한 림프절 전이에 대한 크기 기준은 없다.

재발한 림프절 전이암에 대해서는 세포검사 및 치료를 시작하는 기준을 림프절의 단경(짧은 지름) 8~10mm로 제시하고 있다. 중심경부 림프절은 8mm 이상, 측경부림프절은 10mm 이상 크기가 되었을 때, 암 재발 여부에 대해 검사하고, 재발이 확인되면 치료를 시작한다는 것이다.

우리나라 의사들은 대부분 림프절 전이암에 대한 이 기준에 동의하지 않고 있고, 그것을 따르는 경우도 거의 보지 못 했다. 대개는 더 작은 크기에서도 수술이 가능하면 수술로 제거하고 있다. 갑상선에 국한된 갑상선암보다 전이암은 훨씬 심각하다고 생각하는 것이다. 그래서 재발한 림프절 전이암의 검사 및 치료 기준에 대해서는 앞으로 많은 연구가 필요하다.

재발한 림프절 전이암을 그냥 두었을 때의 위험성과 수술의 위험성을 놓고 잘 비교해서 결정해야 한다. 림프절의 크기뿐 아니라, 림프절의 위치, 성대마비 여부, 환자의 건강 상태, 환자의 의지, 걱정하는 정도도 고려해야 한다. 원래 갑상선에 있던 갑상선암의 악성도가 높았거나, 추적 관찰하는 동안 림프절의 크기나 티로글로불린 수치의 변화가 심했던 경우, 이전 방사성요오드치료에 방사성요오드를 잘 흡수하지 않았던 경우, PET 검사에서 과활성(주. 비정상적인 포도당대사를 나타내는데, 이런 경우 방사성요오드치료로 치료가 잘 안 될 가능성이 높다)을 보이는 경우 등에는 수술을 더 적극적으로 고려한다.

> **재발한 림프절 전이암의 수술을 적극적으로 고려해야 하는 경우**
>
> 1. 원래 갑상선암의 악성도가 높았던 경우 　예후가 좋지 않음
> 2. 추적 관찰하는 동안 림프절의 크기나 티로글로불린 수치의 변화가 심했던 경우　빨리 자라고 있는 암
> 3. 이전 방사성요오드치료에 방사성요오드를 잘 흡수하지 않았던 경우　방사성요오드치료로는 치료가 잘 안 됨
> 4. PET 검사에서 과활성을 보이는 경우　방사성요오드치료로는 치료가 잘 안 됨

재발한 갑상선암의 치료 방법들

재발한 갑상선암을 치료하는 방법은 수술, 방사성요오드치료, 외부방사선치료 혹은 다른 직접적인 치료 방법(고주파열치료 등), 갑상선자극호르몬 억제요법, 표적치료제 같은 전신적인 치료 등이 있다. 치료 방법을 선택할 때는 지금 열거한 순서에 따라 고려하는 것이 일반적이다.

재발한 갑상선암이 국소적 혹은 지역적 재발이라서 수술 등으로 완치가 가능하다고 하면 수술이 필수적이다. 완치가 가능하지는 않더라도 수술이 기술적으로 가능하면 수술을 먼저 고려한다. 한번 수술했던 부위에 재발한 경우에는 재수술이 되는데, 재수술은 더 어렵고 위험할 수 있다. 그래서 재수술의 위험성과 그래도 수술만큼 효과적

인 치료가 없다는 점을 균형 있게 고려해야 한다. 재수술 여부는 경험 있고 실력 있는 재수술 전문가가 결정해야 한다.

방사성요오드치료는 수술이 가능한 재발암의 경우에는 수술 후에 시행한다. 수술이 불가능하거나 매우 위험한 경우에는 수술 하지 않고도 시행할 수 있다. 방사성요오드치료는 이전 치료 때 방사성요오드가 잘 흡수되었다면 효과를 기대할 수 있다. 그러나 이전 방사성요오드치료에서 반응이 없었던 경우에는 효과를 기대하기 어렵기 때문에 재치료를 잘 하지 않는다.

외부방사선치료 혹은 방사선치료는 방사성요오드치료에 비해 훨씬 강력한 방사선을 외부에서 쬐는 치료다. 방사성요오드치료에 비해 강력하지만, 갑상선암 세포에만 특이적으로 작용하지 않아 주변 조직 손상이 더 많다. 방사성요오드치료는 전신에 작용하지만, 방사선치료는 방사선을 쬐는 특정한 부위에만 작용하기 때문에 갑상선암의 일차 치료로 사용하지는 않는다. 정상 조직 손상이 상당하기 때문에, 특히 폐에는 방사선치료를 할 수 없어 폐전이 갑상선암은 방사선치료의 대상이 되지 않는다. 방사선치료는 갑상선 미분화암처럼 예후가 매우 나쁜 종류일 때 우선적으로 고려된다. 갑상선 유두암이나 여포암이라도 수술 후 재발의 위험이 크며, 재발하면 재수술이 매우 어렵고 후유증이 심각할 것으로 염려되는 경우에 주로 고려한다. 방사선치료는 방사성요오드치료처럼 환자가 따로 준비하는 절차가 필요하지 않고, 매일매일 병원을 방문하여 기계에 누워서 방사선을 쬐는 방식으로 치료한다. 방사성요오드처럼 방사능이 몸에 남아서 다른 사람에게 피해를 주는 경우는 없기 때문에 따로 입원하거나 다른 사람을 피할 필요는 없다.

재발한 림프절 치료를 위해 사용할 수 있는 다른 직접적인 치료들이 있는데, 고주파열치료, 에탄올주사, 냉동치료 같은 방법이 알려져 있다. 림프절에 재발한 갑상선암은 먼저 수술로 제거하는 것이 원칙이다. 이때 재발이 발견된 림프절뿐 아니라 주변 림프절도 구역으로 절제해야 다시 재발할 위험을 낮출 수 있다. (제7장 참조) 그렇지만 여러 차례 재수술을 해서 수술이 어려울 것으로 예상하거나, 환자의 건강 상태가 좋지 않은 경우, 환자가 수술을 원하지 않는데 치료를 하는 것이 필요하다고 판단할 경우에는 발견된 림프절만이라도 제거하기 위해 이런 직접적인 치료를 사용할 수 있다.

갑상선자극호르몬 억제요법은 갑상선호르몬제를 필요량보다 과량으로 복용하여 뇌하수체에서 갑상선자극호르몬이 나오는 것을 억제하는 방법이다. 갑상선자극호르몬은 갑상선암 세포의 활성을 자극하는 호르몬이라 그 수치가 낮게 억제되어 있으면 갑상선암 세포의 성장을 억제할 수 있다. 비교적 안정적이고 천천히 자라는 갑상선 재발암, 증상이 없는 재발암에 도움이 될 수 있다. (제8장 참조)

갑상선암 세포는 일반적인 항암화학요법제(세포독성 항암제)로 없앨 수 없다. 최근 개발되어 나오고 있는 표적치료제(키나아제 억제제)로는 치료 되는 경우가 있어, 다양한 약제가 연구되고 있다. 일부 약제는 조직검사에서 특정한 분자 표적이 검출되는 경우에 상당히 효과적이어서 상용화되어 있다. 물론 갑상선암의 일차 치료로 사용할 수 있을 정도로 효과적이지는 않다. 주로 다른 치료에 반응하지 않고 급격하게 진행하는 상태의 갑상선암에 사용한다. 생명에 위협을 느낄 정도로 병이 진행했거나 폐나 기도를 침범하여 숨이 찬 증상이 있는 환자, 아직 증상은 없지만 광범위하게 퍼져 있는 전이암이 진행하는 소견이 있는 환자가 대상이 될 수 있다. 관련 내용은 하루가 다르게 발전하고 있기 때문에, 대상이 되는 환자는 상용화된 약제 혹은 임상시험 약제 등에 대해 관련 전문의와 상담해야 한다.

> **재발한 갑상선암을 치료하는 방법들**
> **(아래 열거한 순서에 따라 우선 고려하는 것이 일반적이다)**
>
> 1. 수술
> 2. 방사성요오드치료
> 3. 외부방사선치료
> 4. 다른 직접적인 치료 방법(고주파열치료 등)
> 5. 갑상선자극호르몬 억제요법
> 6. 표적치료제 같은 전신적인 치료

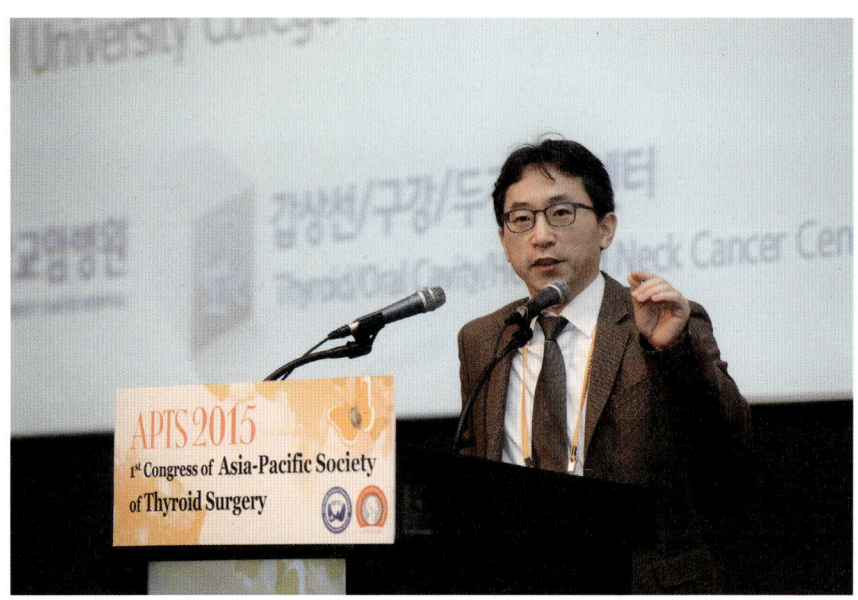

▲ [그림 10-1] 제1회 아시아-태평양 갑상선외과학회 강의 장면

간단하게 정리해서

　글을 쓰고 보니 상당히 어려운 내용이 많이 포함되었다. 내용이 어려운데 글솜씨가 부족하여 갑상선암에 대한 이해 아닌 오해를 불러 일으키지는 않을지 걱정이 앞선다. 2015년 미국갑상선학회 가이드라인을 설명하는 내용이 많이 포함되어 있어, 지금 우리나라 의사의 일반적 진료 패턴과는 다른 견해도 일부 포함되어 있다. 그런 내용들은 이제 막 이비인후과나 외과를 공부하는 전공의가 읽으면 공부하는 데 많은 도움이 될 것이다.

　갑상선암은 대부분 심각하지 않다. 그렇지만 일부 갑상선암 환자는 갑상선암 때문에 삶의 질이 매우 나빠지고, 목숨을 잃기도 한다. 너무 늦게 진단 받게 되어 제대로 치료해 보지 못하고 돌아가시는 분들을 드물게 나마 보게 되면 안타까운 생각이 많이 든다. 그래서 갑상선암을 조기에 진단하고 치료를 시작하는 문제를 어떻게 할 것인가에 대해 간단하게 답변을 해 주기 힘들었다.

　개인적으로는 갑상선암을 검진하기 위한 초음파검사는 하는 것이 더 좋다고 생각한다. 그렇지만 그 다음 단계인 세침흡인 세포검사는 한번 더 고민을 하고 진행해야 한다고 생각한다. 갑상선암으로 의심되는 갑상선 결절을 발견했을 때, 이것이 갑상선암이라면 얼마나 심각한 상태인가, 갑상선암이라고 하면 수술로 제거할 것인가 아닌가를 고민해야 한다. 그렇게 해서 치료에 대한 결심이 섰을 때, 다음 단계 검사로 진행하는 것이 바람직하다.

사실 이런 고민은 검사를 진행하는 의사가 먼저 해야 한다. 그리고 환자와 상담하고 추가 검사를 진행할지 여부에 대해 같이 결정하는 것이 좋다. 그렇지만 짧은 진료 시간 동안 환자에게 잘 설명해 주기 어렵고, 환자도 그 짧은 시간 동안 이해하고 의사 결정을 하기 매우 어려울 것이다.

이 책에는 그 설명을 도와줄 내용들이 많이 포함되어 있다. 최신 지견을 바탕으로 객관성을 유지하기 위해 노력했다. 그렇지만 의사마다 견해가 다를 수 있음을 독자들께서 이해해 주시기 바란다. 또, 시간이 지나 새로운 연구 결과가 발표되면, 이 책의 내용이 정확하지 않은 내용이 될 수도 있다.

여러 가지 의미로, 전세계적인 가이드라인, 특히 미국갑상선학회의 2015년 새 가이드라인이 세침흡인 세포검사를 진행하는 기준을 5mm에서 1cm로 상향한 것이 바람직한 방향이라고 생각한다. 물론 1cm가 절대적인 기준이 될 수는 없으며, 앞으로 더 좋은 기준이 개발될 것으로 믿는다.

저자를 찾아오는 환자 대부분은 다른 병원에서 세포검사로 갑상선암(의심)을 진단 받아 수술을 권유 받으신 분들이다. 많은 분들이 반드시 수술해야 하는가, 반절제만 하면 안 되는가에 대해 물어 본다.

작은 갑상선암을 없애지 않고 가지고 살면, 소중한 갑상선을 보존할 수 있어서 좋지만 몸 속에서 암을 키우게 되는 작은 위험성이 있다. 갑상선암 수술을 반절제로 선택하면, 전절제 후 방사성요오드치료를 하는 것에 비해 미세잔존암을 몸에 가지고 살게 될 가능성은 상대적으로 높다. 그래도 갑상선암이기 때문에 그런 선택을 할 수 있다. 수술 여부나 수술 범위에 따른 몸의 변화, 위험성은 모두 환자의 몸에 일어나는 일이므로 환자가 치료를 선택하는 것이 바람직하다. 다만 환자가 갑상선암의 성장, 전이, 재발에 대해 이해하면 크게 불안해 하지 않고 '적극적인 관찰'이나 '갑상선 반절제 수술'을 선택할 수 있을 것이다.

이제 막 갑상선암을 진단 받은 분들은 이 책을 읽고 치료 여부를 잘 선택을 할 수 있으면 좋겠다. 수술을 받기로 결정하신 분들은 이 책을 읽고 수술 전후 치료 과정을 이해하는 데 도움이 되었으면 좋겠다. 진행성 갑상선암이나 재발한 갑상선암으로 진단 받아 걱정이 많으신 분들께는 책보다 저자의 수술이 훨씬 더 도움이 되겠지만 이 책이 병을 이해하는 데 조금이나마 도움이 되었으면 좋겠다.

마지막으로 독자 여러분의 건강하고 행복한 삶을 기원한다.

참고문헌

Choi YM, Kim TY, Jang EK, et al. Standardized Thyroid Cancer Mortality in Korea between 1985 and 2010. Endocrinol Metab (Seoul). 2014 Dec 29;29(4):530-5.

Cibas ES, Ali SZ. The Bethesda System for Reporting Thyroid Cytopathology. Am J Clin Path. 2009;132:658-665.

Haugen BR, Alexander EK, Bible KC, et al. 2015 American Thyroid Association Management Guidelines for Adult Patients with Thyroid Nodules and Differentiated Thyroid Cancer: The American Thyroid Association Guidelines Task Force on Thyroid Nodules and Differentiated Thyroid Cancer. Thyroid. 2016 Jan;26(1):1-133.

Ito Y, Miyauchi A, Kihara M, Higashiyama T, Kobayashi K, Miya A. Patient Age is Significantly Related to the Progression of Papillary Microcarcinoma of the Thyroid under Observation. Thyroid. 2014 Jan;24(1):27-34.

Lee DY, Won JK, Lee SH, et al. Changes of Clinicopathologic Characteristics and Survival Outcomes of Anaplastic and Poorly Differentiated Thyroid Carcinoma. Thyroid. 2016 Mar;26(3):404-13.

Nikiforov YE, Seethala RR, Tallini G, et al. Nomenclature Revision for Encapsulated Follicular Variant of Papillary Thyroid Carcinoma: A Paradigm Shift to Reduce Overtreatment of Indolent Tumors. JAMA Oncol. 2016 Apr 14. [Epub ahead of print]

Park KT, Ahn SH, Mo JH, et al. Role of Core Needle Biopsy and Ultrasonographic Finding in Management of Indeterminate Thyroid Nodules. Head Neck. 2011 Feb;33(2):160-5.

Welch HG, Black WC. Overdiagnosis in Cancer. J Natl Cancer Inst. 2010 May 5;102(9):605-13.

색인

갑상선 결절　36

갑상선자극호르몬(TSH)　137

갑상선자극호르몬 억제요법　139

갑상선호르몬　38

갑상선호르몬제(씬지로이드)　104, 138

과잉 진단　21, 25

과잉 치료　23, 32

미세잔존암　74

반절제　100

방사성요오드 전신스캔　150

성대주입술(주사 성대성형술)　142

세침흡인 세포검사　52

잔존암　173

전절제　100

재발　75

조직검사(조직병리검사)　53

중심생검(총생검)　61

지속암　173

이차암　151

티로글로불린(갑상글로불린, Thyroglobulin)　150

항티로글로불린 항체　150

갑상선암 관련 저자 활동 목록

저자의 다양한 학술 활동 중 갑상선암 관련 내용만 모았습니다. 강의와 연구 자료들이 이 책 내용의 근간이 되었습니다.

〈 강의 〉

2016. 8. 27.   2016년 대한갑상선학회 추계학술대회 및 연수강좌(장소: 대전컨벤션센터, 대전)
갑상선 수술후 후유증을 피하기 위한 노력: 피부절개의 수술중 및 수술후 관리

2016. 7. 3.   제7회 개원의를 위한 가톨릭 이비인후과 심포지엄(서울성모병원, 서울)
갑상선암 진단과 치료의 최신 경향

2016. 6. 20.   서울대학교병원 갑상선집담회(서울대학교병원)
감시마취관리하 국소마취(소위 MAC마취 혹은 수면마취) 갑상선-두경부 수술

2016. 6. 18.   제13회 갑상선연수회(한양대학교, 서울)
재발한 갑상선암의 치료와 갑상선암 재수술을 잘 하는 요령

2016. 6. 17.   서울대학교병원 이비인후과 금요세미나(서울대학교병원)
갑상선-두경부 초음파검사의 수행과 판독

2016. 6. 13.   대한이비인후과 개원의사회 서울 강동구 모임(몽중헌, 서울)
갑상선암 검진과 수술의 최신 지견

2016. 6. 4.   제1회 서울대학교병원 이비인후과 갑상선-두경부초음파 워크샵(서울대학교병원)
갑상선-두경부초음파검사 및 세침흡인검사 실습

2016. 3. 5.   2016년 춘계 두경부외과 합동연수회(강동성심병원, 서울)
리가슈어 장비를 이용한 빠르고 안전한 경부절제술

2016. 2. 22.   서울대학교 의과대학 4학년 학생 강의(서울대학교 의과대학)
이비인후과학: 두경부 종양(I) 경부종괴, 갑상선암, 후두암

2015. 11. 20.	제1회 아시아태평양갑상선외과학회(밀레니엄힐튼호텔, 서울)
	갑상선 수술에서 수술중 신경 감시
2015. 3. 28.	제42차 대한후두음성언어의학회 춘계학술대회(조선대병원, 광주)
	갑상선 수술 후 음성 문제에 관한 심포지움: 상후두신경 및 되돌이 후두신경에 대한 수술중 신경 감시
2015. 2. 26.	서울대학교 의과대학 4학년 학생 강의(서울대학교 의과대학)
	이비인후과학: 두경부 종양(I) 경부종괴, 갑상선암, 후두암
2014. 11. 24.	서울대학교병원 갑상선집담회(서울대학교병원)
	갑상선 미세유두암에 대한 적극 관찰 연구 제안
2014. 9. 19.	서울대학교병원 이비인후과 금요세미나(서울대학교병원)
	갑상선암 과잉 치료 논란에 관하여
2014. 8. 17.	제21차 이비인후과학-두경부외과 서울심포지움(서울대학교병원)
	재발한 갑상선암의 치료
2014. 8. 19-21.	2014년 말레이시아 국립 이비인후과 심포지움(해튼호텔, 멜라카, 말레이시아)
	후두, 기관을 침범한 진행성 갑상선암의 치료
2014. 8. 30.	대한갑상선학회 추계학술대회(노보텔앰버서더호텔, 부산)
	국소적으로 진행한 갑상선암에 관한 심포지움: 후두, 기관을 침범한 갑상선암의 수술적 치료
2014. 4. 14.	서울대학교병원 갑상선집담회(서울대학교병원)
	침습성 갑상선암의 치료: 미국두경부학회의 컨센서스 선언에 관한 리뷰와 증례 토의
2013. 4. 26-27.	제87차 대한이비인후과학회 학술대회(그랜드힐튼호텔, 서울)
	무결찰, 무배액관 갑상선절제술의 방법(비디오 강의)
2013. 4. 27.	제4차 대한갑상선영상의학회 학술대회(서울성모병원, 서울)
	패널 토의: 불명확한 세포검사소견(AUS/FLUS)을 보이는 갑상선 결절
2010. 3. 4.	서울대학교 의과대학 4학년 학생 강의(서울대학교 의과대학)
	이비인후과학: 두경부 종양(I) 경부종괴, 갑상선암, 후두암
2010. 1. 16.	제1차 대한갑상선영상의학연구회 심포지움(서울성모병원, 서울)
	패널 토의: 갑상선결절의 진단, 중심생검이 필요한가? 중심생검이 유용한가? (이비인후과의 관점)
2009. 12. 12.	제6차 두경부수술의 실제적인 의사결정을 위한 워크샵(삼성서울병

	원, 서울)
	갑상선암: 저칼슘혈증의 진단과 부갑상선의 기능 보전을 위한 수술 방법
2007. 9. 15.	분당서울대학교병원 이비인후과 토요회(분당서울대학교병원, 성남)
	갑상선 결절의 진단과 갑상선암의 치료
2007. 3. 12.	서울대학교 의과대학 4학년 학생 강의(서울대학교 의과대학)
	이비인후과학: 갑상선암의 치료
2005. 6. 10.	서울대학교병원 이비인후과 금요세미나(서울대학교병원)
	갑상선암의 진단과 치료

〈 연구 발표 〉

2016. 8. 26.	2016년 대한갑상선학회 추계학술대회(대전컨벤션센터, 대전)
	감시마취관리하 국소마취(맥마취)를 이용한 갑상선암 수술의 환자 만족도 조사
2015. 11. 20.	제1회 아시아태평양갑상선외과학회(밀레니엄힐튼호텔, 서울)
	갑상선절제술의 합병증과 학습 곡선
2015. 8. 29.	대한갑상선학회 추계학술대회(엑스코, 대구)
	갑상선절제술 중 상후두신경마비의 지표로서 발성 범위 프로파일의 유용성
2015. 3. 7.	대한갑상선학회 춘계학술대회(건국대학교, 서울)
	갑상선절제술의 학습 곡선
2014. 10. 29.-11. 2.	제84차 미국갑상선학회(코로나도, 캘리포니아주)
	미분화갑상선암의 진단, 치료, 예후의 변화에 대한 서울대학교병원의 33년 경험
2010. 6. 15-19.	제4차 세계두경부종양학회(롯데호텔, 서울)
	갑상선전절제술 후 방사성요오드치료를 통한 잔여갑상선조직의 제거
2010. 4. 23.	제84차 대한이비인후과학회 학술대회(그랜드힐튼호텔, 서울)
	갑상선절제술 환자의 입원 만족도를 높이기 위한, 환자의 질병에 대한 인식과 걱정, 회복의 관계에 대한 연구
2010. 3. 13.	대한갑상선학회 춘계학술대회(세브란스병원, 서울)
	일상적인 무배액관 갑상선수술의 실제 적용: 학습 곡선과 장점

〈 TV & 라디오 〉

2016. 8. 2.　　YTN TV 사이언스 투데이: 과학서재 '갑상선암의 모든 것'

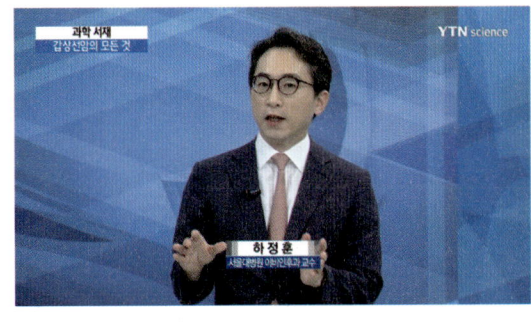

2014. 12. 26.-27. KBS라디오 건강365: 갑상선암의 모든 것

2014. 3. 29.　　SBS news 8. 갑상선암 과잉 진단, 혼란에 빠진 환자

〈 공저 〉

대한민국 최고 의사들이 알려주는 '갑상선암의 모든 것'
　재승출판 2014. 11. 대한이비인후과학회, 대한갑상선두경부외과학회 공저

이비인후과와 함께 하는 '구강, 목, 갑상선 질환 바로알기'
　헬스경향 2014. 6. 대한갑상선두경부외과학회, 헬스경향 공저(비매품)

〈 기타 〉

2014. 10. 17.　　갑상선암 질환 임상정보항목 선정을 위한 자문회의(질병관리본부 생물자원은행과 주관); 종양성 질환 자원 임상정보수집 표준화를 위한 가이드라인 제작 자문

〈 연구 논문 〉

Recurrence and survival after gross total removal of resectable undifferentiated or poorly differentiated thyroid carcinoma. Thyroid. 2016 Jul 13. [Epub ahead of print]

Postoperative biochemical remission of serum calcitonin is the best predictive factor for recurrence-free survival of medullary thyroid cancer: a large-scale retrospective analysis over 30 years. Clin Endocrinol (Oxf). 2016 Apr;84(4):587-97.

Changes of Clinicopathologic Characteristics and Survival Outcomes of Anaplastic and Poorly Differentiated Thyroid Carcinoma. Thyroid. 2016 Mar;26(3):404-13.

Pediatric patients with multifocal papillary thyroid cancer have higher recurrence rates than adult patients: a retrospective analysis of a large pediatric thyroid cancer cohort over 33 years. J Clin Endocrinol Metab. 2015 Apr;100(4):1619-29.

Desmoid tumor arising from omohyoid muscle: The first report for unusual complication after transaxillary robotic thyroidectomy. Head Neck. 2014 May;36(5):E48-51.

Prediction of extrathyroidal extension using ultrasonography and computed tomography. Int J Endocrinol. 2014;2014:351058.

Increasing thyroid cancer rate and the extent of thyroid surgery in Korea. PLoS One. 2014 Dec 3;9(12):e113464.

Follicular thyroid carcinoma presenting as bilateral cheek masses. Clin Exp Otorhinolaryngol. 2013 Mar;6(1):52-5.

Reciprocal immunohistochemical expression of sodium/iodide symporter and hexokinase I in primary thyroid tumors with synchronous cervical metastasis. Laryngoscope. 2009 Mar;119(3):541-8.

갑상선 수술 환자의 입원 만족도를 높이기 위한 환자의 질병에 대한 이해도, 관심 사항 및 회복도 조사. 대한이비인후과학회지. 2010; 53:557-63

갑상선전절제술과 중심경부절제술을 시행한 환자에서 부갑상선 자가이식의 결과. 대한갑상선학회지. 2008;1(1):33-38